胆胰疾病 SpyGlass
内镜诊疗图谱

主　审　李兆申　张澍田　令狐恩强
主　编　胡　冰　金震东

上海科学技术出版社

图书在版编目（C I P）数据

胆胰疾病SpyGlass内镜诊疗图谱 / 胡冰，金震东主
编. -- 上海 : 上海科学技术出版社，2021.9
ISBN 978-7-5478-5438-9

Ⅰ. ①胆… Ⅱ. ①胡… ②金… Ⅲ. ①胆道疾病—内
窥镜检—图谱②胰腺疾病—内窥镜检—图谱 Ⅳ.
①R657.404-64②R657.504-64

中国版本图书馆CIP数据核字(2021)第150219号

胆胰疾病 SpyGlass 内镜诊疗图谱

主编 胡 冰 金震东

上海世纪出版(集团)有限公司
上海 科 学 技 术 出 版 社 出版、发行
(上海钦州南路 71 号 邮政编码 200235 www.sstp.cn)

上海雅昌艺术印刷有限公司印刷

开本 787×1092 1/16 印张 16
字数：300 千字
2021 年 9 月第 1 版 2021 年 9 月第 1 次印刷
ISBN 978 - 7 - 5478 - 5438 - 9/R·2353
定价：148.00 元

内 容 提 要

　　SpyGlass 内镜系统是波士顿科学公司的最新产品,通过十二指肠镜将其插入胆、胰管中,可以对胆胰病变进行直视观察,并可实施病理活检,大大提高了胆胰系统疾病的诊断准确率;同时,通过它也可以在直视下进行精准的治疗性操作,如直视下激光(液电)碎石、导向治疗等。本书由国内十余家大型消化内镜中心的专家共同编写,主要以临床案例的形式,展示 SpyGlass 内镜系统在各种胆胰疾病诊断和治疗中的应用(部分案例附有操作视频),并对国内外新近发表的 SpyGlass 内镜系统相关文献进行了梳理、总结,从而帮助内、外科医生了解和认识 SpyGlass 内镜所见胆胰病变的基本改变,应用此技术发现、诊断和治疗胆胰病变,以推动并规范经口胆道镜技术在临床中的应用,提高我国胆胰疾病的诊治水平。

编 者 名 单

主　　审　　李兆申　张澍田　令狐恩强

主　　编　　胡　冰　金震东

副 主 编　　黄　强　郝建宇　王宏光　夏明星

编　　者　　（以姓氏拼音为序）

曹亦军　上海中医药大学附属普陀医院

陈巍峰　复旦大学附属中山医院

董　辉　海军军医大学第三附属医院

冯亚东　东南大学附属中大医院

付佩尧　复旦大学附属中山医院

傅　燕　昆明医科大学第二附属医院

高道键　海军军医大学第三附属医院

郝建宇　首都医科大学附属北京朝阳医院

侯　波　山西省人民医院

胡　冰　海军军医大学第三附属医院

胡贤荣　海军军医大学第三附属医院

黄　强　中国科学技术大学附属第一医院

刘　凯　吉林大学第一附属医院

刘　洋　东南大学附属中大医院

刘　振　中国科学技术大学附属第一医院

陆品湘　上海市徐汇区中心医院

彭　鹏　山西省人民医院

钱尤雯　海军军医大学第三附属医院

秦文昊　海军军医大学第三附属医院

陶丽莹　吉林市人民医院

王宏光　吉林市人民医院

王林恒　北京中医药大学东方医院

王田田　海军军医大学第三附属医院

吴　军　海军军医大学第三附属医院

吴　乔　重庆医科大学第一附属医院

夏明星　海军军医大学第三附属医院

叶　馨　海军军医大学第三附属医院

于剑锋　首都医科大学附属北京朝阳医院

余先焕　中山大学孙逸仙纪念医院

张桂信　大连医科大学附属第一医院

张胤秋　东南大学附属中大医院

赵　毅　海军军医大学第三附属医院

诸　炎　复旦大学附属中山医院

序　一

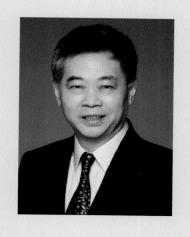

内镜逆行胰胆管造影术（ERCP）诞生于 1968 年，此项技术被引入中国并应用于临床已有近 50 年的历史，逐渐成为胆管以及胰腺疾病临床影像诊断的"金标准"。此外，许多胆胰疾病如胆总管结石、胆管良恶性狭窄、慢性胰腺炎等，现在都可以通过 ERCP 进行微创治疗，免去了传统开腹手术带来的巨大创伤。近年来，新型单人操作经口胆道镜（SpyGlass）内镜技术也被融入 ERCP 中，它的出现使胆胰疾病的诊断从间接影像时代进入"直视"时代。SpyGlass 内镜技术不仅可以直接观察胆管/胰管壁表面的变化，还可以在直视下进行靶向活检，大大提高了不明原因胆胰病变的诊断准确性；同时还可在胆道镜的引导下开展多种精准治疗，进一步拓展了胆胰内镜的治疗范畴，提高了复杂胆胰疾病的治疗成功率。这是近年来胆胰内镜领域里的一项重大进展。

SpyGlass 内镜技术进入我国仅有十余年的时间，尤其是其第二代设备在图像及操纵性能上有了较大的提升，一经问世就很快受到了我国临床医生的欢迎，开展此项技术的单位日益增多。然而，一项新兴技术的推广应用需要借鉴前人的经验和总结，本领域目前国内外尚无现成的参考书或学习教材。鉴于此，胡冰教授和金震东教授领衔国内十多家医疗中心的专家共同编写这本图谱，他们对迄今为止国内外发表的相关文献进行了总结和综述，收集了 50 余例典型临床案例的详细资料，图文并茂地展示了第二代 SpyGlass 内镜技术在胆胰疾病临床诊断和治疗中的应用，并提供了部分病例的视频资料。这是第一部系统介绍 SpyGlass 内镜技术的专业参考书，是国内外该领域研究的集大成之作，相信对于从事消化病工作的临床医护人员是一部不可多得的学习资料。

希望《胆胰疾病 SpyGlass 内镜诊疗图谱》可以帮助内镜医生更好地开展这项技术，为更多的胆胰疾病患者提供精准的诊疗服务。

2021 年 7 月

序 二

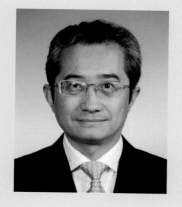

　　进入 21 世纪以来，胆胰系统疾病的发病率逐年增加，尤其是胆胰恶性肿瘤由于部位深在、症状不典型，难以早期发现，定性诊断较为困难；一旦临床确诊，往往已是中晚期，治疗十分棘手，预后较差，严重威胁着患者的生命健康。内镜逆行胰胆管造影术（ERCP）是临床诊断和治疗胆胰疾病不可或缺的重要手段，但在实际诊疗工作中仍然会面临许多难题，亟待解决。

　　近年，第二代 SpyGlass 内镜系统进入中国并应用于临床，取得了良好的效果。这一新技术与传统 ERCP 紧密联合，较好地解决了胆胰管病变无法直视观察、管腔内操作不能精准调控等难题，明显提高了疾病诊断的准确性以及复杂病例的治疗成功率。因此，很有必要将这项新技术推广到各级医院，以提高我国 ERCP 技术的诊治水平，更好地为广大患者提供高效优质的医疗服务。

　　本书是由胡冰教授和金震东教授带领国内数十位专家共同编写的有关 SpyGlass 内镜临床应用的首部学术专著。全书精心收集 50 余例临床病例，分门别类加以介绍，系统阐述了 SpyGlass 在诊断与治疗各类胆胰疾病方面的作用，详细解读了各种疾病的内镜影像特点，总结了诊治过程中的体会与感悟，也对本领域国内外最新研究结果进行了系统综述。全书内容详实，形式新颖，通俗易懂，实用性强，相信对于开展此项技术的人员具有较高的参考价值，特推荐给广大消化内镜专业的同道。

2021 年 7 月

序 三

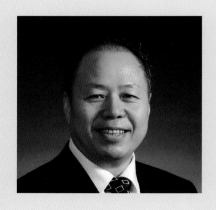

第二代 SpyGlass 内镜系统于 2015 年 1 月在美国首先上市，2017 年正式引入中国。近年来，国内有越来越多的医院开展了此项内镜新技术，越来越多的胆胰疾病患者受益于此项技术，SpyGlass 内镜已经成为临床不可或缺的重要诊疗手段。然而，关于不同胆胰疾病在胆道镜下的影像特点，目前尚缺乏统一的诊断标准，迄今国内外还没有这一领域专门的参考书。而不同的临床医生受到临床经验和观察判断能力等限制，也会影响诊疗的结果。

胡冰教授和金震东教授是我国著名的胆胰内镜专家，在内镜诊疗和规范化培训等方面积累了丰富的经验，具有较深的造诣。在胡冰教授的领导下，海军军医大学第三附属医院的 ERCP 水平在国内外具有较高的知名度，尤其在胆胰管狭窄处理方面颇具特色，开展了大量的临床研究，并牵头制定了多部国内和国际的临床指南和专家共识。海军军医大学第三附属医院也是国内最早引入 SpyGlass 内镜技术的单位之一，在 SpyGlass 内镜的临床实践中颇有心得。本书就是他们牵头组织国内近 20 家内镜中心编写的，收集了 50 余例精彩的临床病例，详细介绍了 SpyGlass 内镜技术在这些病例中的应用体会，是一本不可多得的有关 SpyGlass 内镜技术的学习教材。

相信从事消化内镜工作的医护人员能够从本书中受益，也期待着中国超级微创医学事业能不断创新、发展、进步。

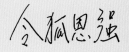

2021 年 7 月

前　言

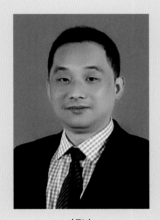

胡冰

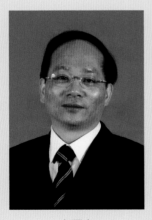

金震东

经自然通道进入胆（胰）管中对其进行直视观察，一直是从事内镜逆行胰胆管造影术（ERCP）工作者的梦想。早在20世纪70年代，就有学者报道"母子镜"技术，可惜这一技术需要两套内镜设备，由两位经验丰富的内镜医生分别操纵，难度颇大；加之设备容易损坏，图像质量不尽如人意，一直未能在临床上普及推广。2007年美国波士顿科学公司推出了单人操作的经口胆道镜系统——SpyGlass内镜系统，它采用一次性的活动鞘管结合影像光纤的方式，大大简化了操作，一经问世便吸引了国内外同道的广泛兴趣。然而第一代设备在图像质量及操控性能上仍不能令人满意。2015年波科公司再次推出了第二代产品——SpyGlass-DS内镜系统，在原有基础上进行了全面升级，内镜照明度、图像分辨率及前端角度控制性能等均有显著提高。2017年新一代产品正式在我国上市，很快受到国内从事胆胰内镜工作同道的欢迎，许多单位陆续开展了SpyGlass内镜的临床应用，胆胰疾病真正进入了"直视诊疗"的时代。

要想开展好经口胆道镜临床诊疗工作，还有许多问题需要我们去探讨，例如哪些病例更适合本项技术，如何获得更为清晰的影像信息，如何解读病变影像，如何提高操作成功率，如何提高治疗的效率，如何降低不良事件的发生率……这些问题需要我们在临床实践中不断去积累、思考和总结。这是一个我们相对陌生的新领域，虽然陆续已有了一些临床研究成果，但目前还缺乏统一的诊断标准和操作指南，国内外至今还没有专门的学术专著或参考读物。

鉴于此，我们萌生了出版一本诊疗图谱的想法，并且这一设想很快得到了国内同行们的积极响应。在很短的时间里，我们从全国数十家单位收集到近百个典型的临床案例。本着内容详实、操作规范、影像清晰的原则，我们从中挑选出 59 个病例，分别编入"诊断篇"和"治疗篇"，多数病例还附有精彩的手术视频片段。此外，为了帮助读者更好地了解本领域最新研究进展，我们还对国内外新近发表的数十篇文献进行了系统综述，并制作了胆管病变常见表现的特征图解。希望本书对于内镜同行更好地开展胆道镜工作能有所助益。

由于病例的选择仍不够全面，加之这一技术的开展时间短，我们的经验有限，书中的错谬和疏漏在所难免，欢迎广大读者提出宝贵意见，以便在修订时加以补充和修正。

2021 年 7 月

目 录

诊 断 篇

治 疗 篇

视 频 目 录

绪　　论

　　内镜逆行胰胆管造影（endoscopic retrograde cholangiopancreatography，ERCP）在临床应用已超过 50 年，已成为诊断和治疗胆管、胰腺疾病不可缺少的重要手段。但是 ERCP 虽然可以通过造影显示胆、胰管影像，但这种"间接影像"有时也无法对病变定性。在实施 ERCP 时通过开展胆、胰管细胞刷检或组织活检获取少量脱落细胞或病变组织用于病理检查，但在透视引导下这些操作的阳性率较低，常难以满足临床诊断的需求。经口胆道镜检查是在行 ERCP 时，将一根细长的胆道镜（子镜）通过十二指肠镜（母镜）的工作通道插入胆（胰）管中，可以直接观察管壁黏膜的变化，发现早期病变，还可在直视下进行靶向活检，为胆、胰病变的诊断提供更多有益的信息。但传统的经口胆道镜需要一根母镜和一根子镜两套系统，由两位有经验的操作者来配合操作，过程繁琐，器械昂贵且容易损坏，图像质量也不尽人意，很大程度上限制了其在临床的普及应用。

　　SpyGlass 内镜系统是由美国波士顿科学公司开发的一种一次性使用的胆胰管镜，可以从普通十二指肠镜钳道内直接插入胆管或胰管，单人即可完成操作，十分便利。尤其是第二代 SpyGlass-DS 内镜系统在原有产品的基础上，操控性能和图像质量有了很大的提高，有独立的注水孔道，可清晰显示胆管和胰管内的黏膜变化；更大的活检通道可以配合专用的活检钳进行直视下活检，大大提高了胆胰疾病的诊断率[1-5]。此外，在 SpyGlass 内镜直视引导下还可以开展一些治疗性操作，例如精准引导器械进入特定区域、结石的粉碎与取出、异物的清除、胆囊病变的治疗等。这些以往是传统 ERCP 技术难以完成的困难操作，SpyGlass 内镜的引入大大提高这些手术的成功率，也拓展了胆胰内镜治疗技术的应用领域。

一、 SpyGlass 内镜在胆胰疾病诊断中的应用

对胆胰疾病做出准确诊断是至关重要的,关系到随后治疗方案的制订,同时也影响患者的预后。然而,有些胆胰疾病在临床诊断上仍然存在较大的困难,传统的影像检查难以确定病变的性质。SpyGlass 内镜系统的问世,使得这类疾病的临床诊断准确性有了显著提高。近年来,国内外学者发表了许多相关临床研究,充分显示出这一新兴技术在胆胰疾病诊断中的作用。

(一) SpyGlass 内镜对于胆管恶性狭窄的视觉印象诊断

对于不明原因的胆管狭窄,其临床定性诊断十分困难。SpyGlass 内镜的应用使得胆管疾病的诊断进入了直视化时代,可以仔细观察病变部位胆管壁的形态变化,这些视觉印象对于判断胆管狭窄的良、恶性质具有较大的帮助。Gerges 等[6]开展的一项研究中,SpyGlass 内镜的视觉印象诊断恶性胆管肿瘤的敏感性和总体准确度显著高于 ERCP 的造影影像(敏感性为 95.5%:66.7%,$P=0.02$;总体准确度:87.1%:65.5%,$P=0.05$)。Kanno 等[7]报道传统胆道镜和 SpyGlass 内镜系统引导的视觉印象诊断肝侧和壶腹侧胆管癌的准确度没有明显差异。

笔者单位曾经开展了一项回顾性研究[8],共纳入了 66 例性质不明胆管狭窄的患者,发现 SpyGlass 内镜总体的诊断敏感性为 100%,特异性为 90%,阳性预测值为 96%,阴性预测值为 100%(图 1)。Almadi 等[9]报道的一项 286 例的国际多中心研究,SpyGlass 内镜用于诊断胆管狭窄视觉印象的敏感性为 86.7%,特异性为 71.2%,阳性预测值为 65.8%,阴性预测值为 89.4%,准确度 77.2%。Robles-Medranda 等[10]报道了一项 106 例胆管狭窄的研究,视觉诊断的敏感性为 96.3%,特异性为 92.3%,阳性预测值为 92.9%,阴性预测值为 96.0%。迄今为止,国内外总共有十余篇文献[6-16]报道了 SpyGlass 内镜用于不明性质胆管狭窄的视觉印象诊断,敏感性为 83%～100%,特异性为 66.7%～100%,阳性预测值为 65.8%～100%,阴性预测值为 75%～100%,技术成功率为 98.5%～100%,并发症发生率为 2.8%～25.4%,其中胆管炎是最常见的不良事件,详细内容见表 1。另一项荟萃分析[17]显示 SpyGlass 内镜视觉诊断的敏感性和特异性均超过 90%,并建议 SpyGlass 内镜应该作为性质不明胆管狭窄的常规诊断方法。

当前针对 SpyGlass 内镜提供的胆管黏膜表现,尚未有统一的图像特征分类系统,且不同

表 1 SpyGlass 内镜用于不明原因胆管狭窄视觉印象诊断的性能评价汇总

年份/作者	国家/地区	适应证	研究病例数	敏感性	特异性	阳性预测值	阴性预测值	准确度	技术成功率	并发症发生率
2020 Gerges 等[6]	印度	不明性质胆管狭窄	31	95.5%	66.7%	100.0%	85.7%	87.1%	100%	6.5%
2018 Kanno 等[7]	日本	已扩散肝外胆管癌	20	NR	NR	NR	NR	58%;88%[3]	100%	NR
2020 夏明星 等[8]	中国	不明性质胆管狭窄	66	100%	90.0%	95.8%	100%	NR	100%	9.1%
2020 Almadi 等[9]	国际多中心	不明性质胆管狭窄	286[1]	86.7%	71.2%	65.8%	89.4%	77.2%	98.6%	3.5%
2018 Robles-Medranda 等[10]	美国	胆管病变[4]	106	96.3%	92.3%	92.9%	96.0%	NR	100%	2.8%
2019 Birk 等[11]	美国	胆管狭窄	22	100%	100%	NR	NR	NR	100%	4.0%
2019 Pons-Beltrán 等[12]	西班牙	胆管狭窄	13	89%	100%	100%	75%	85%	100%	7.5%
2018 Lenze 等[13]	德国	胆管狭窄	67	88.9%	97.6%	96.0%	92.9%	NR	98.5%	25.4%
2017 Ogura 等[14]	日本	多种胆道疾病[2]	33	83%	89%	83%	100%	93%	100%	3.6%
2018 Urban 等[15]	德国	胆管狭窄	30	100%	76%	NR	NR	NR	100%	7.0%
2016 Navaneethan 等[16]	美国	胆管狭窄	44	90.0%	95.8%	NR	NR	NR	100%	2.9%

注： NR, not reported，未报告。

（1）Almadi 等[9]发表的临床文献数据源自 AMEX 临床研究，289 例胆管狭窄患者共接收 290 次 Spy-DS 直视检查，其中使用 SpyGlass Legacy 系统 173 次，使用 SpyGlass DS 系统 117 次。

（2）Ogura 等[14]报道有 33 例患者接受了 Spy-DS 引导的诊断手术，胆管病变包括不明原因胆管狭窄、局部胆管增厚和胆管出血等。

（3）Kanno 等[7]报道了 Spy-DS 用于肝侧和壶腹侧已扩散胆管癌诊断的准确度，肝侧 58%，壶腹侧 88%。

（4）Robles-Medranda 等[10]基于一期研究建立了一套视觉印象分类标准，而且研究中基于此分类标准对 106 例胆管病变患者进行诊断手术，除敏感性、特异性、PPV 和 NPV 外，研究还报道了基于视觉印象诊断恶性肿瘤的阳性似然比（12.52）和阴性似然比（0.52）。

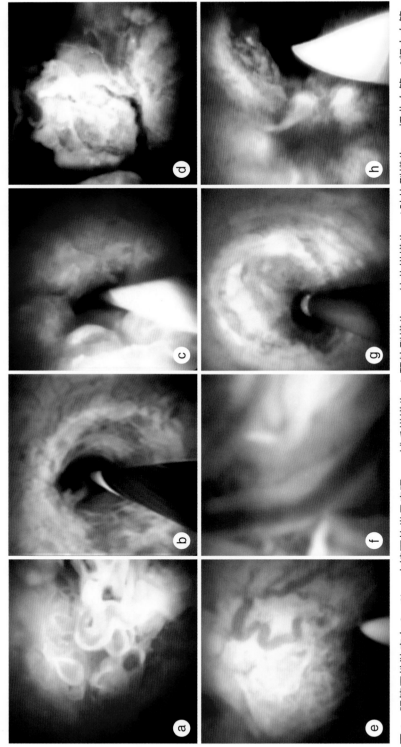

图 1 胆管恶性狭窄在 SpyGlass 内镜下的常见表现。a.绒毛样增生；b.颗粒型增生；c.结节样增生；d.肿块型增生；e.扭曲血管；f.粗大血管；g.表面溃疡；h.破溃出血

临床医生的临床经验和观察判断能力等主观因素也会影响诊断的结果,已有研究者根据SpyGlass 内镜表现尝试去建立视觉印象的分类标准。笔者单位将病变按以下 5 个方面进行分类:增生性改变、血管性改变、平坦/凹陷性改变、质地变化、有无结石形成等。其中增生性改变分为颗粒样、绒毛样、结节样或肿块样增生(图 2);血管性改变分为细小规则血管、粗大血管、不规则血管(图 3);平坦/凹陷性改变分为表面粗糙不规整、表面糜烂、表面

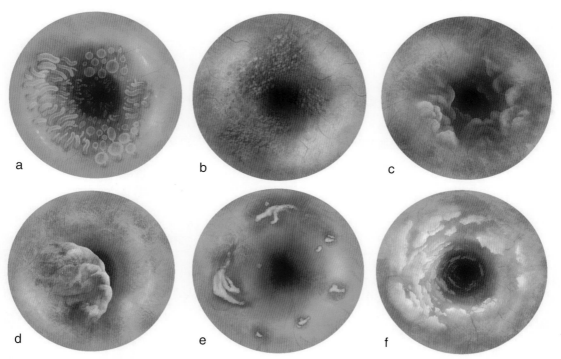

图 2 SpyGlass 内镜常见的胆管上皮异常表现类型模拟图。 绒毛型(a);颗粒型(b);结节型(c);肿块型(d);溃疡型(e);坏死剥脱型(f)

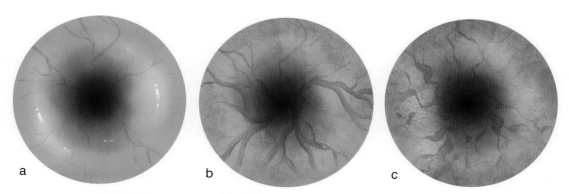

图 3 SpyGlass 内镜常见的胆管上皮异常血管类型。 Ⅰ型,血管轻度扩张成网格状(a);Ⅱ型,血管显著扩张伴扭曲(b);Ⅲ型,血管粗细不均,形态怪异(c)

溃疡;质地分为是否松脆易出血,有无坏死剥脱等;有无合并结石形成。其中病变部位发现不规则血管或质地松脆易出血是恶性狭窄最为常见的表现[8]。

　　Robles-Medranda 等[10]还根据胆管黏膜和血管形态将胆管狭窄分为非肿瘤和肿瘤两大类,非肿瘤类包含绒毛型、息肉型和炎症型;肿瘤类包含平整型、肿块型、溃疡型和蜂窝型(表2),具有一定的临床参考意义。

表 2　Robles-Medranda 等[10] 提出的胆管狭窄 SpyGlass 内镜视觉印象分类标准

非 肿 瘤			肿 瘤		
1 型	绒毛型	A. 小结 B. 无血管绒毛	1 型	平整型	平整和光滑或不规则表面伴不规则或蜘蛛状血管
2 型	息肉型	A. 腺瘤 B. 无血管肉芽	2 型	肿块型	纤维化肿块伴不规则或蜘蛛状血管
3 型	炎症型	常规或非常规纤维瘤和常规血管充血	3 型	溃疡型	不规则溃疡和渗透型溃疡,有或没有纤维化伴不规则或蜘蛛状血管
			4 型	蜂巢型	纤维化蜂巢型,伴或不伴不规则或蜘蛛状血管

　　此外,最近有日本学者提出了一种胆管肿瘤基于胆道镜表现的 F-V 分型[18],分别考评两项因素:①形态因素(form factor,F):F1 为表面平坦,F2 为颗粒型,F3 为绒毛型,F4 为结节型;②血管因素(vessel factor,V):V1 为细小的网状血管,V2 为不扩张的欠规则的血管,V3 为不规则的扩张扭曲血管。这是一种相对量化的评价体系,对于每个病变分别考评表面形态和血管类型,评级越高,恶性的可能性越大。这一评分体系尚未得到学界的广泛采纳,但对于临床精确诊断胆管病变具有一定的参考价值。

（二）SpyGlass 内镜引导的组织活检诊断

　　透视引导下的胆管细胞刷或者活检是临床上常用的获取组织或细胞病理的方法,但是其敏感性较低,常难以满足临床需求。有一项荟萃分析[19]显示,细胞刷的敏感性为 45%,胆管活检的敏感性为 48.1%,细胞刷联合活检的敏感性也只有 59.4%。而 SpyGlass 内镜不仅可以进行视觉印象诊断,还可以在直视下实施靶向活检,从而提高诊断效能。Gerges 等[6]对比了组织活检和细胞刷检诊断不明性质胆管狭窄,SpyGlass 内镜引导的组织样本活检诊断胆管恶性肿瘤的敏感性显著高于单纯 ERCP 引导的细胞刷检(68.2% : 21.4%,P<0.01)。

Kanno 等[7] 报道,传统胆道镜和 SpyGlass 内镜系统引导的组织活检诊断肝侧和壶腹侧胆管癌的准确度没有明显差异。Almadi 等[9] 进行了一项大样本国际多中心研究,总共纳入了 189 例不明原因胆管狭窄的患者进行 SpyGlass 内镜引导下活检,总体敏感性为 75.3%,特异性为 100%,阳性预测值为 100%,阴性预测值为 77.1%,准确度为 86.5%。Robles-Medranda 等[10] 的一项 106 例胆管狭窄的研究显示,SpyGlass 内镜直视下活检的敏感性为 82.7%、特异性为 97.9%。迄今为止,共有十余篇相关文献[6,7,9-11,13-16,20-24] 报道了 SpyGlass 内镜引导的组织活检用于诊断性质不明胆管狭窄的临床结果,敏感性为 60%~100%,特异性为 97.9%~100%,阳性预测值为 90.9%~100%,阴性预测值为 53.3%~90%,技术成功率为 83.3%~100%,并发症发生率为 0~25.4%(表 3)。组织活检钳主要使用 SpyGlass DS 内镜系统的配套器械 SpyBite 活检钳。有研究[25] 显示,在无现场病理医生的情况下,SpyGlass 内镜引导下活检 3 块组织可以使 90% 的胆管病变得到病理学诊断。

表 3 SpyGlass 内镜引导的组织活检用于不明原因胆管狭窄诊断的效能

年份/作者	国家/地区	适应证	研究病例数	敏感性	特异性	阳性预测值	阴性预测值	准确度	技术成功率	并发症发生率
2020 Gerges 等[6]	印度	胆管狭窄	31	68%	100%	100%	53.3%	76.7%	NR	6.5%
2018 Kanno 等[7]	日本	肝外胆管癌	20	NR	NR	NR	NR	84%;100%(2)	NR	NR
2020 Almadi 等[9]	国际多中心	不明性质胆管狭窄	189	75.3%	100%	100%	77.1%	86.5%	92.9%	3.5%
2018 Robles-Medranda 等[10]	美国	胆管病变	106	82.7%	97.9%	NR	NR	NR	NR	2.8%
2019 Hajer 等[11]	美国	胆管狭窄	22	60%	100%	NR	NR	NR	NR	4%
2018 Lenze 等[13]	德国	胆管狭窄	29	62.5%	90.0%	90.9%	60.0%	NR	NR	25.4%
2017 Ogura 等[14]	日本	胆管疾病(1)	33	100%	100%	100%	90%	89%	100%	3.6%
2018 Urban 等[15]	德国	胆管狭窄	30	92.0%	100%	NR	NR	NR	NR	7.0%
2016 Navaneethan 等[16]	美国	胆管狭窄	44	85.0%	100%	NR	NR	NR	97.7%	2.9%

年份/作者	国家/地区	适应证	研究病例数	敏感性	特异性	阳性预测值	阴性预测值	准确度	技术成功率	并发症发生率
2019 Birk 等[20]	希腊	胆管狭窄	9	NR	NR	NR	NR	100%	83.3%	10.3%
2018 Turowski 等[21]	德国	胆管狭窄	99	57.7%	100%	NR	NR	NR	NR	13.2%
2017 Imanishi 等[22]	日本	胆管狭窄	19	NR	NR	NR	NR	100.0%	100%	3.6%
2018 Ogawa 等[23]	日本	肝外胆管癌	67(3)	NR	NR	NR	NR	88.0%	88%	0
2019 Ang 等[24]	新加坡	不明性质胆管狭窄	17	81.8%	100%	NR	NR	NR	NR	NR

注：NR，not reported，未报告。

（1）Ogura 等[14]报道有 33 例患者接受了 SpyGlass-DS 内镜引导的诊断手术，胆管病变包括不明原因胆管狭窄、局部胆管增厚和胆管出血等。

（2）Kanno 等[7]报道了 SpyGlass-DS 内镜用于肝侧和壶腹侧已扩散胆管癌诊断的准确度，肝侧 84%，壶腹侧 100%。

（3）Ogawa 等[22]报道的活检诊断结果基于活检次数，67 次为 13 例患者的活检次数。

（三）特殊胆道病变的 SpyGlass 内镜影像特点

（1）肝移植术后胆管病变：肝移植手术后会有多种胆管病变，对于这些病变进行准确的评估有利于治疗方案的制订，影响患者的预后。Hüsing-Kabar 等[26]报道使用 SpyGlass 内镜对 22 例肝移植术后复杂胆管病变的诊断，其中 12 例（46.2%）患者获益，研究者认为 SpyGlass 内镜系统可以提供重要的诊断信息，指导进一步治疗的开展。肝移植术后胆管狭窄可分为吻合口狭窄和非吻合口狭窄两类，在 SpyGlass 内镜下，吻合口狭窄往往表现为肝总管部位较短的、平坦光滑的狭窄，可见瘢痕形成；非吻合口狭窄往往表现为多节段性狭窄，狭窄位置更高，往往累及肝门部胆管，甚至肝内二、三级分支，狭窄程度可轻可重，有时可见明显的红斑和胆管壁坏死样改变，或胆管壁息肉样增生；还有可能合并黑色的胆管铸型或者结石形成（图 4）。

（2）IgG4 相关性胆管炎：这是一类相对少见的疾病，以往常误诊为胆管癌而接受不必要的手术。近年来人们对其认识逐步深入，此类病变在 SpyGlass 内镜下的表现也逐步被认识。Horiguchi 等[27]报道了一例 IgG4 相关性胆管炎，SpyGlass 内镜下可见狭窄处黏膜光滑，伴有血管增生。Takao 等[28]进一步总结了 IgG4 相关性胆管炎胆道镜下影像特点，发现最常见

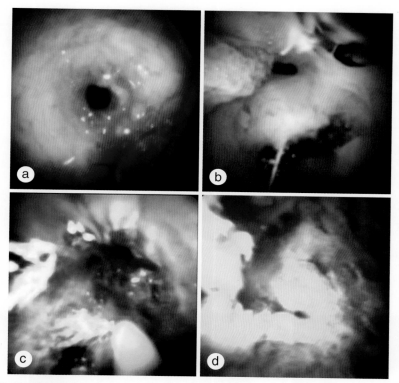

图 4 肝移植术后胆管病变的常见类型。 吻合口狭窄（a）；非吻合口狭窄（b）；铸型胆栓（c）；胆管坏死（d）

的表现为血管扩张（62%）、血管扭曲（69%），但无粗细不均的表现。与原发性硬化性胆管炎（PSC）相比，IgG4 相关性胆管炎病例发现血管扩张、扭曲的概率明显增高（$P=0.015$），但瘢痕和假憩室形成的发生率低于 PSC（$P=0.001$ 和 $P=0.0007$）。IgG4 相关性胆管炎患者在接受糖皮质激素治疗后，胆管狭窄显著改善，胆道镜检查可见胆管腔增宽，血管消失，但胆管壁往往还留有凹凸不平、呈蜂窝状改变（图 5）。

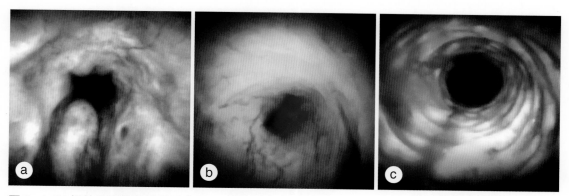

图 5 IgG4 相关性胆管炎的常见表现。 管壁水肿，管腔狭窄（a）；血管轻度扩张扭曲（b）；管壁凹凸不平（c）

（3）原发性硬化性胆管炎（primary sclerosing cholangitis，PSC）（图6）：PSC 的临床诊断具有较大的挑战性，而且 PSC 患者在狭窄的基础上还有可能发生癌变，因而对于此类患者精确诊断与随访观察显得尤其重要。Gurpal 等[29]提出了 PSC 在胆道镜下的 Edmonton 分类法：①炎症型；②纤维狭窄型；③结节型或肿块型。Fujisawa 等[30]进一步总结和细化了 PSC 患者胆道镜下的图像特点，急性期主要表现为炎症型（黏膜红斑、溃疡、白色纤维蛋白渗出物和不规则的表面），慢性期主要表现为纤维狭窄型（瘢痕、假性憩室和胆管狭窄）。肿块型 PSC 的血管扩张、血管扭曲、易碎性和肿块形成可发生在任一阶段。PSC 患者大约有 20% 最终会发展为胆管癌，两者之间的鉴别非常重要。有一项荟萃分析[31]显示单人操作胆道镜诊断 PSC 胆管癌的综合敏感性和特异性分别为 65%（95% CI，35%～87%）和 97%（95% CI，87%～99%），胆道镜联合靶向活检是最准确的诊断方法，准确率为 96%（95% CI，94%～97%）。

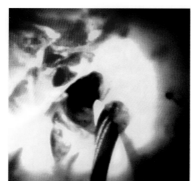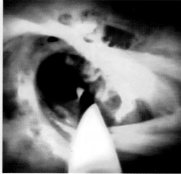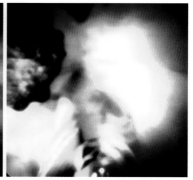

图6 原发性硬化性胆管炎。 胆道镜下常可见多发性不规则狭窄，纤维条索或假憩室形成，常合并胆管结石

（四）SpyGlass 内镜对胰腺疾病的诊断价值

SpyGlass 内镜也可用于胰腺疾病的诊断，但一般局限于主胰管扩张（尤其是开口部位扩张）的病例，例如慢性胰腺炎和导管内乳头状黏液性肿瘤（IPMN）。对于不明原因的胰管狭窄，SpyGlass 内镜同样可以进行直视观察，必要时还可以活检以明确诊断。由于不明原因的胰腺狭窄病例相对较少，而且 SpyGlass 内镜进入直径比较细的胰管较为困难，这方面的文献很少，目前只有 3 篇文献[32,33,18]报道了 SpyGlass 内镜系统引导下胰腺部位病变诊断的临床结果。Tanaka 等[32]纳入的 26 例胆胰疾病患者中，其中只包含了 1 例胰管扩张患者的诊断，该患者最终被确诊为非特异性胰管扩张。Tyberg 等[33]对 118 例患者进行了 SpyGlass 内镜胆胰管检查，包括 13 例接受手术切除的胰管病变患者，其中 8 例患者因使用 SpyGlass 内镜

检查改变了原来的治疗计划。Trindade 等[18]研究了 SpyGlass 内镜系统用于 IPMN 的临床诊断结果,42%(13/31)的患者使用 SpyGlass 内镜后有新的病变发现,在之前的断层扫描成像和超声内镜检查中未被发现,广泛胰管扩张的患者使用 SpyGlass 内镜更可能检出病变。IPMN 在 SpyGlass 内镜下的主要表现为胰管壁上有隆起性病变,表面呈"绒毛状""鱼卵状""结节样"等;多数情况下胰管腔内可见黏液。一旦发现病变区域有肿块样改变、质地松脆易出血,或者见到扩张扭曲的血管,则高度提示已癌变(图7)。慢性胰腺炎在 SpyGlass 内镜下主要表现为主胰管狭窄与扩张交替的串珠样,狭窄处较光滑,有时可见瘢痕样改变,有时可见白色的蛋白栓或者胰管结石。在上述 3 篇文献报道的胰腺不良事件多为轻度胰腺炎,仅 1 例中度胰腺炎,没有非预期的不良事件发生。所以,SpyGlass 内镜用于胰管疾病的可视诊断是安全有效的。

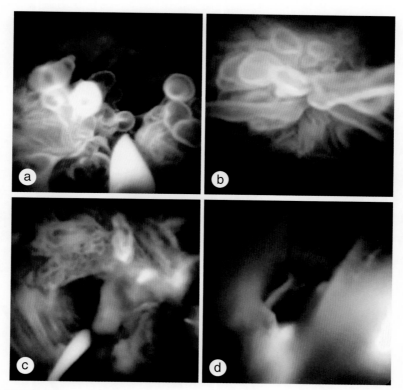

图7 IPMN 的常见表现。 a. "鱼卵状" 隆起; b. "绒毛状" 突起; c.肿块型伴增生血管（癌变）; d.胰管内大量黏液

总之,SpyGlass 内镜引导的视觉印象用于不明原因的胆、胰管病变的诊断具有较高的敏感性和特异性,各类良、恶性病变在 SpyGlass 内镜下具有一些特征性表现,这些为临床诊断提供了十分有益的信息。SpyGlass 内镜引导下的靶向活检也能提高获取有效组织的效能,为临床确诊提供依据。总体而言,SpyGlass 内镜检查带来的不良事件的发生率较低,没有非

预期的严重不良事件，显示出这一技术的安全性良好。

二、 SpyGlass 内镜在治疗胆胰疾病中的应用

SpyGlass 内镜不仅可以用于胆胰疾病的诊断，而且对于这些疾病的治疗也具有非常重要的意义，尤其是一些较为棘手的情况，采用传统内镜方法无法成功的病例。由于 SpyGlass 内镜可以提供清晰直观的影像，同时其内镜头端可以灵活调整方向，便于进行一些精准的操作，例如实施直视下的激光或液电碎石、引导导丝插入目标管道、治疗前后对于病变的精准定位和评估、胆囊病变的介入治疗等（表 4），这些都大大弥补了传统 ERCP 技术的不足。目前，已有一些与 SpyGlass 内镜相配套的治疗器械推出（图 8），这些专用器械的问世无疑使胆胰疾病的治疗如虎添翼。相信随着临床实践的不断深入，SpyGlass 内镜及相关器械的进一步完善和丰富，其在治疗胆胰疾病中作用将会越来越大。

表 4 SpyGlass 内镜在治疗胆胰疾病中的应用

胆 管 疾 病	胆 囊 疾 病	胰 腺 疾 病
困难胆管结石的处理	Mirizzi 综合征的治疗	胰管结石的碎石取石术
胆道镜引导的导丝插入	胆道镜引导的胆囊管插管	胰管镜引导的导丝超选
胆管癌的射频、光动力治疗	胆囊炎的治疗	移位支架的取出
胆管 IPMN 的氩激光消融治疗	胆囊结石的清除	主胰管 IPMN 的消融治疗
胆管异物的取出	胆囊息肉的治疗	

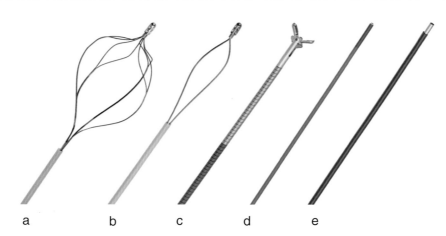

图 8 目前已经推出的 SpyGlass 内镜配套治疗器械。 a.取石网篮；b.圈套器；c.活检钳；d.激光碎石光纤；e.液电碎石光纤

（一）SpyGlass 内镜用于治疗胆管结石(表5)

在临床实际工作中,约10%的胆总管结石仅通过 ERCP 取石治疗较为困难,包括胆总管巨大结石、胆管狭窄上方结石、肝内胆管、胆囊管结石及附壁结石等,通过 SpyGlass 内镜直视下进行激光碎石(laser lithotripsy, LL)或液电碎石(electrohydraulic lithotripsy, EHL),然后再清除结石碎片,可有效提高该类病例治疗的成功率及安全性。在 Chen 等[2]开展的一项国际多中心研究中,66 例胆管结石患者接受了 SpyGlass 内镜引导下的碎石及取石术,技术成功率为92%,结石清除率为71%,并发症率为6.1%(表5)。Turowski 等[21]报道了一项 SpyGlass 内镜治疗 74 例巨大胆管结石(>2 cm)患者的研究,结石清除率可达94.7%,并发症率为13.2%。Maydeo 等[42]人报道的另外一项国际多中心研究中,SpyGlass 内镜引导下治疗困难胆管结石的结石清除率为87.2%,并发症率为1.9%;Murabayashi 等[40]报道了一项单中心的随机对照研究,纳入32 例大结石或合并胆管狭窄病例,在大气囊扩张乳头后,随机分成两组:采用继续碎石器和在 SpyGlass 内镜引导下激光碎石,结果发现首次结石清除率分别为63% vs. 100%(P<0.01),60%机械碎石未成功的病例通过激光碎石得以补救,而且 SpyGlass 内镜组的放射辐射剂量低。因而作者提出,对于较大或困难的胆管结石病例,采用胆道镜引导的激光碎石技术可以提高治疗的成功率,并能降低放射照射。目前国内外共有10 余篇文献报道了 SpyGlass 内镜引导的胆管结石治疗的安全性和有效性,总体来说,其结石清除率为71%～100%,技术成功率为87.5%～100%,并发症率为0～25.4%,其中胆管炎、急性胰腺炎是最常见的不良事件(表5)。相比传统透视下 ERCP 术,SpyGlass 内镜引导下的结石治疗具有所需时间短、内镜干预次数少、辐射量较小等优点;还可进入胆囊管和主要肝内胆管,帮助清除这些区域的结石,拓展了 ERCP 的治疗领域;同时 SpyGlass 内镜可以对肝内外胆管进行全面的检查,减少结石残留的风险。

表5 SpyGlass 内镜引导胆管结石治疗的临床研究汇总

年份/作者	国家/地区	结石类型	碎石方法	研究病例数	结石清除病例数	结石清除率	技术成功率	并发症率
2011 Chen 等[2]	国际多中心	胆管结石	LL, EHL 和其他碎石取石术	66	47	71%	92%	6.10%
2016 Navaneethan 等[16]	美国	困难胆管结石	LL	31	27	87.10%	NR	2.90%
2017 Wong 等[3]	中国香港	复杂胆管结石	LL	17	16	94.10%	NR	11.80%

年份/ 作者	国家/ 地区	结石类型	碎石方法	研究 病例数	结石 清除病 例数	结石 清除率	技术 成功率	并发 症率
2017 刘春涛等[5]	中国	巨大胆总管 结石	LL	3	3	100.00%	NR	0
2017 Imanishi 等[34]	日本	胆总管结石	EHL	4	4	100.00%	87.50%	0
2018 Kamiyama 等[35]	日本	难治性胆管 结石	EHL	42	41	97.60%	100%	14.10%
2018 Turowski 等[21]	德国	巨大胆管结 石> 2 cm	EHL 和 LL	75	71	94.70%	NR	13.20%
2018 Ridtitid 等[36]	泰国	胆总管结石	球囊扩张术	50	45	90.00%	NR	10%
2018 Lenze 等[13]	德国	胆管结石	EHL	9	9	100.00%	89.40%	25.40%
2019 Bokemeyer 等[37]	德国	难治性胆管 结石 64% 肝外胆 管和 36% 肝 内胆管结石	EHL 和 LL	60	57	95.00%	NR	16%
2019 Tonozuka 等[38]	日本	解剖学结构 改变的胆管 结石	LL	5	5	100.00%	100%	0%
2019 Yan 等[11]	美国	复杂胆管 结石	EHL 或外科	21	19	90.50%	NR	4%
2019 Maydeo 等[42]	国际 多中心	困难胆管 结石	LL	156	136	87.20%	NR	1.90%
2019 Angsuwatcharakon 等[39]	泰国	巨大胆总管 结石和漂移至 胆管上方的 结石	EHL 和 LL	32	26	81.30%	NR	9.40%
2019 Ang 等[24]	新加坡	困难胆管 结石	LL	28	26	92.90%	NR	14.80%
2020 Murabayashi 等[40]	日本	困难胆管 结石	EHL 和 LL	17	17	100.00%	NR	23.50%
2020 Al Lehibi 等[41]	沙特 阿拉伯	胆管结石	LL，EHL 和其 他碎石取石术	53	49	92.50%	98.80%	NR

注： EHL，液电碎石；LL，激光碎石。

（二）SpyGlass 内镜用于恶性胆管狭窄的射频消融治疗

对于失去手术机会的肝外胆管肿瘤的患者，ERCP 下的射频消融术（radiofrequency ablation，RFA）是解除梗阻，改善预后的有效手段。射频探头可将射频热能传递到肿瘤部位，使肿瘤组织发生凝固坏死，达到姑息性减瘤和延缓肿瘤进展的目的。2011 年 Steel 等首次报道了内镜引导的 RFA 在胆道肿瘤中的应用[43]，其技术成功率为 100%，并发症率为 13.6%。郭享等[4]在 SpyGlass 内镜引导下对 12 例胆管癌患者实施了胆管腔内 RFA 治疗，技术成功率为 100%，无并发症发生，直视下见 RFA 后狭窄胆管直径明显增加，患者 3 个月内无再发黄疸。Ogura 等[14]发表的一项回顾性病例系列研究中，对 12 例胆管恶性梗阻的患者实施了胆管腔内 RFA 治疗，并利用 SpyGlass 内镜进行消融前后的病情评估，有 6 例患者在 RFA 术后于直视下置入覆膜金属支架，技术成功率为 100%，并发症率为 8.3%，表现出较好安全性。联合 SpyGlass 内镜用于胆管 RFA 治疗的好处在于术前可以对病变的范围进行精准的定位，术后再评估消融治疗的效果，确保无病变残留，同时可以发现有无出血、穿孔等不良事件。

（三）SpyGlass 内镜用于胰管结石的治疗

胰管结石的治疗一直是 ERCP 治疗的难点，因胰管直径较小，胰石往往十分坚硬，嵌顿在狭窄的胰管上游，直接取石较为困难，且发生术后胰腺炎的风险较高，对操作精准度的要求较高。SpyGlass 内镜允许直视下进行胰管结石的碎石和取石，提高了操作的精准度。Brewer 等[44]报道的一项国际多中心研究中，利用 SpyGlass 内镜治疗胰管结石，结石清除率达 89.9%，并发症率为 10.1%，其中超过 3 枚结石是胰管结石治疗成功的独立风险因子（OR 2.94，95% CI：1.13～7.65）。目前共有 4 篇研究报道了 SpyGlass 内镜治疗胰管结石的情况，结石清除率为 85.7%～95%，技术成功率为 84%～100%，并发症率为 4.7%～30%（表 6）。

表 6 SpyGlass 内镜引导下胰管结石的治疗

年份/作者	国家/地区	结石类型	碎石方法	研究病例数	结石清除病例	技术成功率	并发症率
2016 Navaneethan 等[16]	美国	胰管结石	LL	5	4（80%）	100%	20%
2019 Ogura 等[14]	日本	主胰管结石	EHL	21	18（85.7%）	100%	4.7%

年份/ 作者	国家/地区	结石类型	碎石方法	研究病例数	结石清除病例	技术成功率	并发症率
2019 Brewer 等[44]	美国,英国,意大利	胰管结石	EHL 和 LL	109	98（89.9%）[1]	84%	10.1%
2019 Gerges 等[6]	德国、荷兰	胰管结石	EHL 和 LL	20	19（95%）	95%	30%

注:（1）Navaneethan 等[16] 的研究中心共纳入 109 例胰管结石患者,最终技术成功率（结石完全清除率）为 89.9%（98/109）,EHL 和 LL 组的结石清除率分别为 94.1% 和 89.9%（P＝0.243）,单次手术结石清除率为 73.5%（80/109）。 EHL,液电碎石;LL,激光碎石。

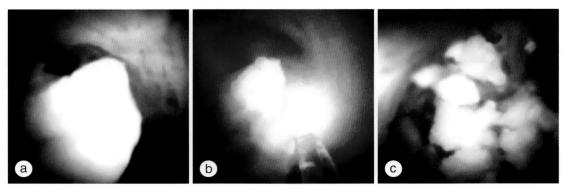

图9 慢性胰腺炎患者。 在 SpyGlass 内镜可清晰显示胰管内白色结石（a）,导入激光碎石光纤（b）,直视下将结石击碎（c）

（四） 其他治疗

此外,SpyGlass 内镜也可以用于胆胰疾病的其他治疗过程中。例如 Imanishi 等[34] 报道了 1 例患者在 SpyGlass 内镜的帮助下成功移除了移位的胆管塑料支架,并且在直视下调整插管方向,成功完成了 3 例胆管狭窄的导丝超选。Lenze 等[13] 的研究中,10 例胆管狭窄患者在 SpyGlass 内镜可视引导下接受插管、胆管扩张和支架置入,成功率为 80%（8/10）。Tanaka 等[38] 的研究中使用 Spy-DS 可视引导对 7 例胆管病变患者进行治疗,包括 2 例 LL 和 EHL 碎石、3 例位移支架移除和 2 例导丝穿过胆管狭窄,总体技术成功率为 85.7%（6/7）。Ang 等[24] 的研究中,SpyGlass 成功引导 1 例胆总管位移支架的移除;Ogura 等[14] 报道使用 SpyGlass 内镜引导干预治疗的技术成功率为 91%（20/22）,包括导丝插入、EHL 碎石和位移支架移除;此外,也有研究报道了使用 SpyGlass 内镜成功移除了移位的胰管支架[38,44]。

总之,SpyGlass 内镜系统可以提供清晰的胆胰管影像,同时其优越的操控性能使临床医生在管腔内的精细操作成为可能,配合使用一些相应的器械,可以帮助临床医生完成许多治疗性操作,例如巨大或嵌顿结石的粉碎、特殊通道的进入、治疗前后的病情评估等,这些都大大弥补了传统 ERCP 透视引导下的不足,提高了治疗的有效性和安全性,对于部分以往治疗极为困难的病例,显著提高了治疗成效。相信随着技术以及设备进一步完善,SpyGlass 内镜在胆胰疾病治疗领域将发挥越来越大的作用。

（夏明星　秦文昊　胡冰　海军军医大学第三附属医院）

参考文献

［1］Hubers J，Patel R，Dalvie P，et al. Percutaneous transhepatic cholangioscopy with electrohydraulic lithotripsy in a patient with choledocholithiasis complicating a benign stricture［J］. Video GIE，2019,4(9)：423－425.

［2］Chen Y K，Parsi M A，Binmoeller K F，et al. Single-operator cholangioscopy in patients requiring evaluation of bile duct disease or therapy of biliary stones（with videos）［J］. Gastrointestinal Endoscopy，2011,74(4)：805－814.

［3］Wong JCT，Tang RSY，Teoh AYB，et al. Efficacy and safety of novel digital single-operator peroral cholangioscopy-guided laser lithotripsy for complicated biliary stones［J］. Endoscopy International Open，2017,5(1)：E54－E58.

［4］郭享,王宏光,王曼彤,等.SpyGlass DS 胆道镜联合射频消融在肝外胆管癌诊治中的应用［J］.中国内镜杂志,2019,25(8)：75－79.

［5］刘春涛,王拥军,李鹏,等.SpyGlass DS 直视胆道镜系统在胆道疾病诊治中的初步临床研究(含视频)［J］.中华消化内镜杂志,2018,35(5)：318－321.

［6］Gerges C，Beyna T，Tang RSY，et al. Digital single-operator peroral cholangioscopy-guided biopsy sampling versus ERCP-guided brushing for indeterminate biliary strictures：a prospective，randomized，multicenter trial（with video）［J］. Gastrointestinal Endoscopy，2020,91(5)：1105－1113.

［7］Kanno Y，Koshita S，Ogawa T，et al. Peroral cholangioscopy by SpyGlass DS versus CHF-B260 for evaluation of the lateral spread of extrahepatic cholangiocarcinoma［J］. Endoscopy International Open，2018,6(11)：E1349－E1354.

［8］夏明星,吴军,叶馨,等.新型 SpyGlass 经口胆道镜对性质不明胆管狭窄的诊断价值［J］.中华消化内镜杂志,2020,37(10)：722－726.

［9］Almadi MA，Itoi T，Moon JH，et al. Using single-operator cholangioscopy for endoscopic evaluation of indeterminate biliary strictures: results from a large multinational registry［J］. Endoscopy，2020,52(7)：574－582.

［10］Robles-Medranda C，Valero M，Soria-Alcivar M，et al. Reliability and accuracy of a novel classification system using peroral cholangioscopy for the diagnosis of bile duct lesions［J］. Endoscopy，2018,50(11)：1059－1070.

［11］Yan S，Tejaswi S. Clinical impact of digital cholangioscopy in management of indeterminate biliary strictures and complex biliary stones：a single-center study［J］. 2019,12. https://doi.org/10.1177/2631774519853160.

［12］Pons-Beltrán V，Alonso-Lázaro N，Mansilla-Vivar R，et al. Single-operator cholangiopancreatoscopy in pancreatobiliary diseases：Clinical experience in a tertiary referral hospital［J］. Revista Espanola de Enfermedades Digestivas，2018,110(12)：748－754.

［13］Lenze F，Bokemeyer A，Gross D，et al. Safety，diagnostic accuracy and therapeutic efficacy of digital single-operator cholangioscopy［J］. United European Gastroenterology Journal，2018,6(6)：902－909.

［14］Ogura T，Imanishi M，Kurisu Y，et al. Prospective evaluation of digital single-operator cholangioscope for diagnostic and therapeutic procedures（with videos）［J］. Digestive endoscopy，2017（no pagination）.

［15］ Urban O，Evinová E，Fojtík P，et al. Digital cholangioscopy：the diagnostic yield and impact on management of patients with biliary stricture［J］. Scandinavian Journal of Gastroenterology，2018，53（10－11）：1364－1367.

［16］ Navaneethan U，Hasan MK，Kommaraju K，et al. Digital，single-operator cholangiopancreatoscopy in the diagnosis and management of pancreatobiliary disorders：a multicenter clinical experience（with video）［J］. Gastrointestinal Endoscopy，2016，84（4）：649－655.

［17］ de Oliveira PVAG，de Moura DTH，Ribeiro IB，et al. Efficacy of digital single-operator cholangioscopy in the visual interpretation of indeterminate biliary strictures：a systematic review and meta-analysis［J］. Surg Endosc，2020，34：3321－3329.

［18］ Fukasawa Y，Takano S，Fukasawa M，et al. Form-vessel classification of cholangioscopy findings to diagnose biliary tract carcinoma's superficial spread［J］. Int J Mol Sci，2020，21，3311；doi：10. 3390/ijms21093311.

［19］ Trindade AJ，Benias PC，Kurupathi P，et al. Digital pancreatoscopy in the evaluation of main duct intraductal papillary mucinous neoplasm：A multicenter study［J］. Endoscopy，2018，50（11）：1095－1098.

［20］ Birk JW，Tadros M，Dimas ID，et al. Comparison of digital versus fiberoptic cholangioscopy in patients requiring evaluation of bile duct disease or treatment of biliary stones［J］. Journal of Digestive Diseases，2019，32（2）：199－204.

［21］ Turowski F，Hügle U，Dormann A，et al. Diagnostic and therapeutic single-operator cholangiopancreatoscopy with SpyGlassDS™：results of a multicenter retrospective cohort study［J］. Surgical Endoscopy，2018，32（9）：3981－3988.

［22］ Imanishi M，Ogura T，Kurisu Y，et al. A feasibility study of digital single-operator cholangioscopy for diagnostic and therapeutic procedure（with videos）［J］. Medicine（United States），2017，96（15）：1108－1121.

［23］ Ogawa T，Ito K，Koshita S，et al. Usefulness of cholangioscopic-guided mapping biopsy using SpyGlass DS for preoperative evaluation of extrahepatic cholangiocarcinoma：A pilot study［J］. Endoscopy International Open，2018，6（2）：E199－E204.

［24］ Ang TL，Kwek ABE. Safety and efficacy of SpyGlass cholangiopancreatoscopy in routine clinical practice in a regional Singapore hospital［J］. Singapore Medical Journal，2019，60（10）：538－544.

［25］ Bang JY，Navaneethan U，Hasan M，et al. Optimizing Outcomes of Single-Operator Cholangioscopy-Guided Biopsies Based on a Randomized Trial［J］. Clin Gastroenterol Hepatol，2020，18：441－448.e1.

［26］ Hüsing-Kabar A，Heinzow HS，Schmidt HH，et al. Single-operator cholangioscopy for biliary complications in liver transplant recipients［J］. World Journal of Gastroenterology，2017，23（22）：4064－4071.

［27］ Shigeru H，Fusao I，Hidenori S，et al. Diagnostic usefulness of precise examinations with intraductal ultrasonography，peroral cholangioscopy and laparoscopy of immunoglobulin G4-related sclerosing cholangitis［J］. Dig Endosc，2012，24：370－373.

［28］ Takao I，Terumi K，Yoshinori I，et al. The role of peroral video cholangioscopy in patients with IgG4-related sclerosing cholangitis［J］. J Gastroenterol，2013，48：504－514.

［29］ Gurpal S，Pernilla DS，Brendan H，et al. A Cholangioscopy-based novel classification system for the phenotypic stratification of dominant bile duct strictures in primary sclerosing cholangitis-the edmonton classification［J］. J Can Assoc Gastroenterol，2018，1：174－180.

［30］ Fujisawa T，Ushio M，Takahashi S，et al. Role of peroral cholangioscopy in the diagnosis of primary sclerosing cholangitis［J］. Diagnostics，2020，10（5）：268.

［31］ Njei B，Mccarty TR，Varadarajulu S，et al. Systematic review with meta-analysis：endoscopic retrograde cholangiopan-creatography-based modalities for the diagnosis of cholangiocarcinoma in primary sclerosing cholangitis［J］. Alimentary

Pharmacology & Therapeutics，2016，44：1139 - 1151.

［32］ Tanaka R，Itoi T，Honjo M，et al. New digital cholangiopancreatoscopy for diagnosis and therapy of pancreaticobiliary diseases（with videos）［J］. Journal of Hepato-Biliary-Pancreatic Sciences，2016，23（4）：220 - 226.

［33］ Tyberg A，Raijman I，Siddiqui A，et al. Digital Pancreaticocholangioscopy for mapping of pancreaticobiliary neoplasia：can we alter the surgical resection margin［J］? Journal of Clinical Gastroenterology，2019，53（1）：71 - 75.

［34］ Imanishi M，Ogura T，Kurisu Y，et al. A feasibility study of digital single-operator cholangioscopy for diagnostic and therapeutic procedure（with videos）. Medicine（United States）［J］. 2017，96（15）：e6619.

［35］ Kamiyama R，Ogura T，Okuda A，et al. Electrohydraulic lithotripsy for difficult bile duct stones under endoscopic retrograde cholangiopancreatography and peroral transluminal cholangioscopy guidance［J］. Gut and Liver, 2018，12（4）：457 - 462.

［36］ Ridtitid W，Luangsukrerk T，Angsuwatcharakon P，et al. Uncomplicated common bile duct stone removal guided by cholangioscopy versus conventional endoscopic retrograde cholangiopancreatography［J］. Surgical Endoscopy，2018，32（6）：2704 - 2712.

［37］ Bokemeyer A，Gerges C，Lang D，et al. Digital single-operator video cholangioscopy in treating refractory biliary stones：a multicenter observational study［J］. Surgical Endoscopy，2019，34：1914 - 1922.

［38］ Tonozuka R，Itoi T，Sofuni A，et al. Novel peroral direct digital cholangioscopy-assisted lithotripsy using a monorail technique through the overtube in patients with surgically altered anatomy（with video）［J］. Digestive Endoscopy，2019，31（2）：203 - 208.

［39］ Angsuwatcharakon P，Kulpatcharapong S，Ridtitid W，et al. Digital cholangioscopy-guided laser versus mechanical lithotripsy for large bile duct stone removal after failed papillary large-balloon dilation：A randomized study［J］. Endoscopy，2019，51（11）：1066 - 1673.

［40］ Murabayashi T，Ogawa T，Koshita S，et al. Peroral cholangioscopy-guided electrohydraulic lithotripsy with a spyGlass DS versus a conventional digital cholangioscope for difficult bile duct stones［J］. Internal Medicine（Tokyo，Japan），2020，59（16）：1925 - 1930.

［41］ Al Lehibi A，Aljahdali E，Al Balkhi A，et al. The utility of digital cholangioscopy（SpyGlass DS）in biliary and pancreatic diseases：A clinical feasibility study at two tertiary care centers in Saudi Arabia（with Videos）［J］. Arab Journal of Gastroenterology，2020，21（1）：49 - 53.

［42］ Maydeo AP，Rerknimitr R，Lau JY，et al. Cholangioscopy-guided lithotripsy for difficult bile duct stone clearance in a single session of ERCP：Results from a large multinational registry demonstrate high success rates［J］. Endoscopy，2019，51（10）：922 - 929.

［43］ Steel A，Postgate A，Khorsandi S，et al. Endoscopically applied radiofrequency ablation appears to be safe in the treatment of malignant biliary obstruction［J］. Gastrointestinal Endoscopy，2011，73：149 - 153.

［44］ Brewer Gutierrez OI，Raijman I，Shah RJ，et al. Safety and efficacy of digital single-operator pancreatoscopy for obstructing pancreatic ductal stones［J］. Endoscopy International Open，2019，7（7）：E896 - E903.

胆 胰 疾 病 SpyGlass
内 镜 诊 疗 图 谱

诊　断　篇

1. 正常胆道系统

■ 病史摘要

患者女性，56 岁，因"间断中上腹疼痛半年余"入院。患者半年前无明显诱因出现中上腹疼痛不适，无恶心、呕吐，无皮肤、巩膜黄染，无寒战、高热等不适，于当地医院行磁共振胰胆管造影（MRCP）发现胆总管小结石。来我院进一步诊治，行内镜逆行胰胆管造影（ERCP）未见明确结石，肝内外胆管无明显扩张（图 1-1），为明确有无结石，故行 SpyGlass 内镜检查。

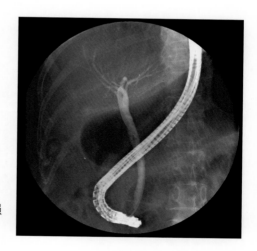

图 1-1 ERCP 见肝内外胆管无明显扩张，未见充盈缺损影，胆囊管及胆囊部分显影

■ SpyGlass 内镜所见

SpyGlass 镜下见胆管壁黏膜呈淡黄色或瓷白色，平坦光滑，血管分布均匀，无明显扭曲及扩张等表现。在胆总管中段的侧方可见一"月牙"形胆囊管开口，局部光滑。在肝门部可

见肝左、右管分叉，其内分别可见肝内二、三级分支胆管；通常肝右管位于视野的右侧，肝右内胆管的二级分支往往较左侧更早出现。所见肝外胆管未发现明确结石、狭窄及新生物。在胆总管末端可见绒毛状结构，即为壶腹部（图1-2）。

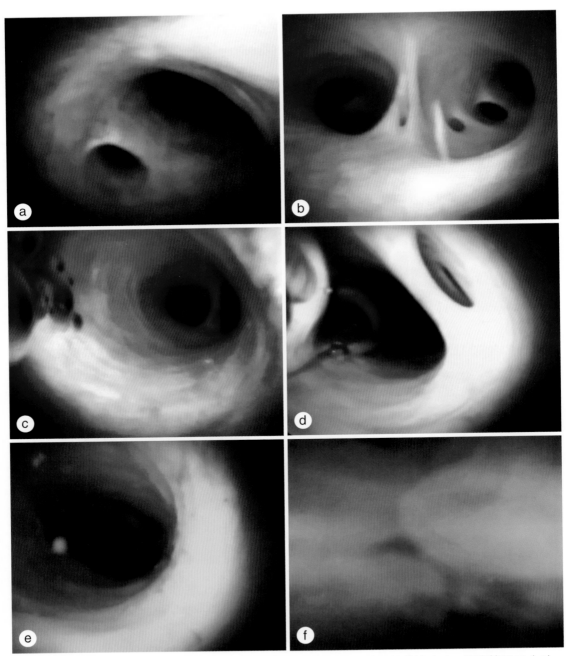

图1-2 SpyGlass 内镜下所见肝内胆管（a）、肝左右管分叉处（b）、肝总管（c）、胆囊管开口（d）、胆总管（e）及壶腹部（f）

■ 视频

正常胆道系统

■ 诊断

正常胆管,结合病史考虑胆总管小结石已自行排出。

（叶馨　胡冰　海军军医大学第三附属医院）

2. 胆总管结石

═══════════ 病例一 ═══════════

■ 病史摘要

患者男性,56 岁,因"反复上腹部胀痛不适 2 个月余"入院。既往曾有两次胆道手术史,2 个月前因上腹部胀痛不适就诊于当地医院,无畏寒、发热及眼黄、尿黄,MRCP 提示胆总管结石(图 2-1),因镜身无法通过幽门,行 ERCP 及内镜下取石失败。入院后检查结果提示谷丙转氨酶(ALT) 74 U/L,谷草转氨酶(AST) 54 U/L,碱性磷酸酶(ALP) 211 U/L,γ-谷氨酰转移酶(GGT) 493 U/L,总胆红素(TBIL) 22.9 μmol/L。复查 MRCP 提示胆总管未见明显结石(图 2-2)。行 ERCP 提示乳头根部可见一内瘘口,经内瘘口插管,透视见肝内胆管积气并显影(图 2-3,图 2-4),

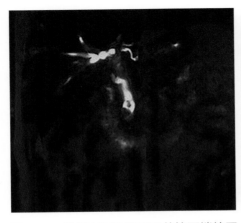 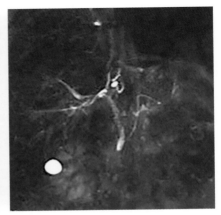

图 2-1 外院 MRCP 提示胆总管下端结石 | 图 2-2 复查 MRCP 提示胆总管未见明显结石

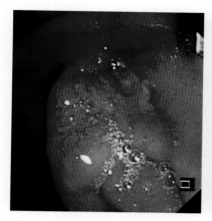
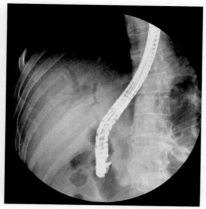

图 2 - 3　十二指肠镜下见胆管十二指肠内瘘　　**图 2 - 4　肝内胆管积气明显**

注入造影剂,造影剂迅速进入胃腔和肠道,显影不佳,为进一步明确有无胆总管结石,行 SpyGlass 内镜检查。

■ SpyGlass 内镜所见

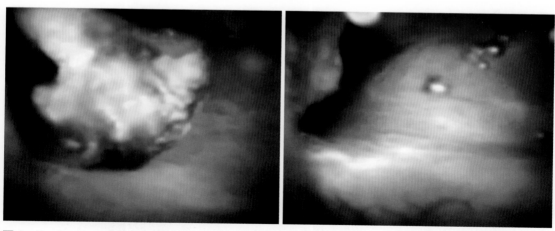

图 2 - 5　SpyGlass 内镜下见胆总管壁光滑,局部可见扩张的血管网,管腔内可见一黄色结石,质地松软

■ 视频

胆总管结石(病例一)

■ 诊断

胆总管结石、胆管十二指肠内瘘、胆管积气、胆道术后。

■ 结果

予以内镜下取石,术后患者症状缓解。

■ 讨论

本例患者临床症状表现为反复上腹部胀痛不适,肝功能检查正常,且术前两次 MRCP 检查结果不一致,是否存在胆总管结石难以确定。传统 ERCP 造影常受多重因素影响,如造影剂浓度,结石大小、质地及活动度,且容易受气体干扰。本例患者存在胆管-十二指肠内瘘及肝内胆管积气,造影剂迅速进入胃腔和肠道导致胆道显影不佳,且结石较小,极易漏诊。SpyGlass 内镜可以清晰显示胆管内结石及胆管壁表现,提高了诊断的精准性。

(黄强 刘振 中国科学技术大学附属第一医院)

病例二

■ 病史摘要

患者男性,83岁,因"发现胆管多发结石"入院。MRCP 提示胆总管多发结石,合并低位胆道梗阻征象(图 2-6)。完善各项检查后安排 ERCP 诊疗,胆管造影显示胆总管扩张,其内充满型巨大结石影,最大者约 3 cm×2.6 cm(图 2-7)。

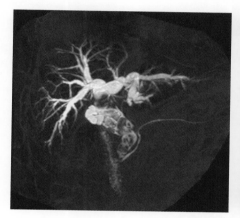

图 2-6 MRCP 提示胆总管多发结石,合并胆道梗阻征象

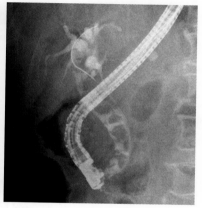

图 2-7 ERCP 示胆总管扩张,其内充满型巨大结石影,最大者约 3 cm×2.6 cm

■ SpyGlass 内镜所见

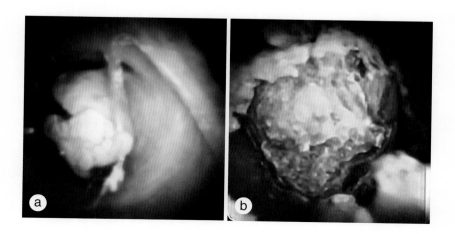

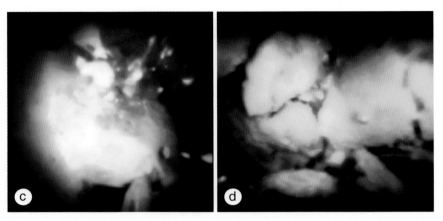

图2-8 SpyGlass 内镜进入胆总管，可见巨大的黄色（a）和褐色（b）结石；经胆道镜钳道插入碎石电极抵住结石下缘（c），将结石击碎（d）

■ **视频**

胆总管结石（病例二）

■ **诊断**

胆总管多发结石。

■ **结果**

在 SpyGlass 内镜下应用液电碎石技术将结石击碎，随后用取石网篮及球囊，顺利清除胆管内结石（图2-9）。

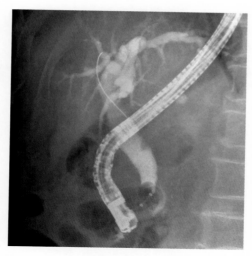

图 2 - 9　球囊阻塞造影，胆管内未见明显残留结石

■ 讨论

　　本例患者胆总管有大量结石，部分结石巨大（约 3 cm×2.6 cm），采用传统方法取石困难；同时患者高龄，有合并症，无法接受开腹或腹腔镜手术及全身麻醉。在 ERCP 下应用 SpyGlass 内镜直视下将结石击碎，再应用常规取石方法清除结石碎片，可在非全麻下完成，极大地降低了麻醉相关风险，提高了取石的成功率。根据一项回顾性研究报道，与传统腹腔镜手术相比，行 SpyGlass 内镜碎石取石患者术后康复更快，住院时间更短，而近期并发症发生率相似[1]。根据另一项研究报道，与传统胆道镜相比，利用 SpyGlass 内镜碎石取石同样具有缩短手术时间的优势[2]。

（张桂信　大连医科大学附属第一医院）

参考文献

［1］ Li G，Pang Q，Zhai H，et al. SpyGlass-guided laser lithotripsy versus laparoscopic common bile duct exploration for large common bile duct stones：a non-inferiority trial ［J］. Surg Endosc，2020. https://doi.org/10.1007/s00464-020-07862-4.

［2］ Toji M，Takahisa O，Shinsuke K，et al. Peroral Cholangioscopy-guided Electrohydraulic Lithotripsy with a SpyGlass DS Versus a Conventional Digital Cholangioscope for Difficult Bile Duct Stones ［J］. Intern Med，2020，59：1925 - 1930.

3. 肝内胆管结石

■ 病史摘要

患者女性,70 岁,1 个月前因"胆囊炎"在外院行胆囊切除术,近 2 天上腹不适伴发热入院。入院后检查:白细胞计数 $10.43 \times 10^9/L$,中性粒细胞比率 0.858,超敏 C 反应蛋白 32.6 mg/L,降钙素原 0.692 ng/ml,总胆红素 35.9 μmol/L,直接胆红素 16.3 μmol/L,谷丙转氨酶 47 U/L,谷草转氨酶 46 U/L。MRCP 提示右肝内胆管扩张伴周围渗出,部分肝内胆管结石形成可能(图 3-1)。遂接受 SpyGlass 内镜检查。

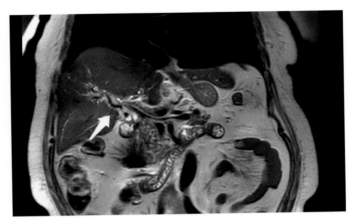

图 3-1 MRCP 示肝内胆管轻度扩张,肝右叶部分胆管内见结节状充盈缺损影(↑)

■ SpyGlass 内镜所见

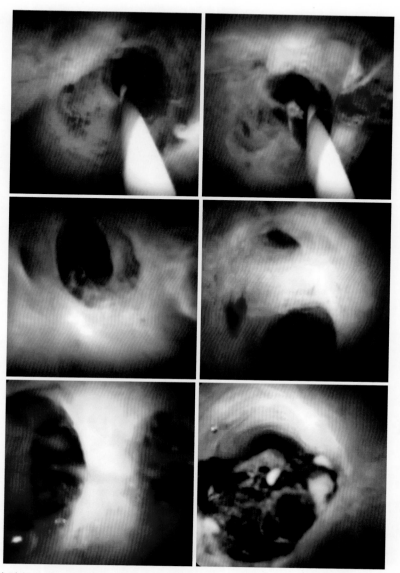

图 3－2 胆总管管壁欠光滑，黏膜充血伴大量炎性渗出物，部分区域见纤维组织增生；肝门部上方肝管开口稍狭窄，管壁光滑，未见占位；右肝三级分支胆管内见墨绿色结石

■ 诊断

急性胆管炎，右肝内胆管结石。

■ 结果

在 SpyGlass 内镜引导下，留置导丝至右侧三级胆管分支内，再用取石球囊将结石部分取出。再次行 SpyGlass 内镜探查，右肝内胆管结石大部分取出（图 3-3）。

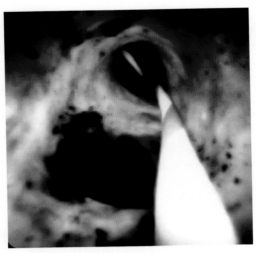

图 3-3 肝内胆管结石大部分取出，残留少量胆泥，胆管壁略充血水肿

■ 讨论

该患者 1 个月前曾因"胆囊炎"行胆囊切除术，但术后症状反复，仍有上腹隐痛不适伴发热，实验室检查提示炎症及轻度肝功能异常，MRI 也提示右肝内胆管轻度扩张，周围渗出及少量胆管内结石。因而高度怀疑前一次的手术处理未能完全解除胆道病变，患者尚存在肝内胆管结石合并胆管炎症的可能。肝内胆管结石症以反复发作的发热、腹痛、肝功能异常等为主要表现，感染经常反复，甚至可出现脓毒症、肝脓肿、感染性休克等危及生命[1,2]。肝内胆管结石的处理十分棘手，大量结石的患者常需要外科手术，创伤大、风险高，且难以完全取净结石，术后复发率高[3]。本例患者在 SpyGlass 内镜下可见肝胆管急性炎症改变，未见明显新生物及异常血管，在右肝内三级胆管分支见一些小结石，这为疾病诊断及病情评估提供了非常有益的信息。同时在内镜引导下可直接将导丝预留在有结石的分支胆管中，有利于准确高效地清除结石。此外，在取石后再次胆道镜探查，也可以评估治疗的效果，减少结石的

残留率。本病例突显了 SpyGlass 内镜在肝内胆管结石诊断与治疗中的重要性。

（冯亚东　刘洋　张胤秋　东南大学附属中大医院）

参考文献

［1］Ran X，Yin B，Ma B. Four major factors contributing to intrahepatic stones ［J］. Gastroenterology Research and Practice，2017，45：1－5.

［2］Tazuma S. Epidemiology，pathogenesis，and classification of biliary stones（common bile duct and intrahepatic）［J］. Best Pract Res Clin Gastroenterol，2006，20(6)：1075－1083.

［3］Tazuma S，Unno M，Igarashi Y，et al. Evidence-based clinical practice guidelines for cholelithiasis 2016 ［J］. Journal of Gastroenterology，2016，52(3)：276－300.

4. 胆道寄生虫

═══════ 病例一 ═══════

■ 病史摘要

患者女性,71 岁,因"间断性腹痛 1 个月,加重 3 小时"入院。既往有冠心病、高血压、2 型糖尿病、双下肢静脉曲张病史。入院后查体:剑突下轻度压痛,无反跳痛及肌紧张。检查:谷丙转氨酶 398.2 U/L,谷草转氨酶 130.3 U/L,γ-谷氨酰转移酶 425 U/L。超声内镜示胆囊增大,内见大量沉积物,胆总管内管状回声(图 4 - 1)。患者遂接受 ERCP 及 SpyGlass 内镜诊疗。

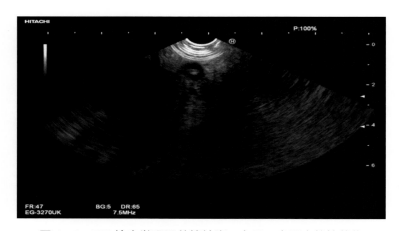

图 4 - 1 EUS 检查发现胆总管扩张,内见一高回声的管状物

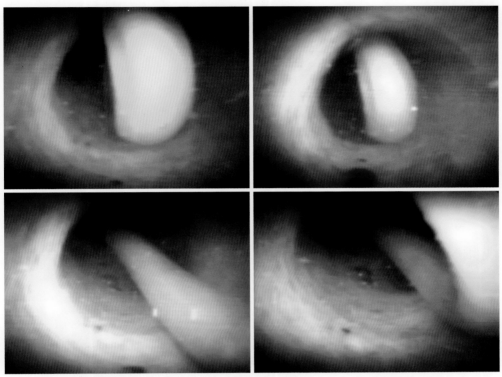

图 4 - 2　胆道镜下可见一蜷缩的胆道蛔虫，可见蛔虫蠕动和伸展，胆总管壁略充血、水肿

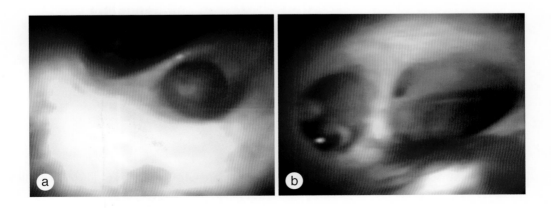

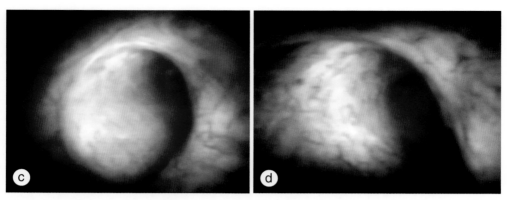

图 4-3 取出蛔虫后再次插入胆道镜观察，见胆总管轻度扩张，管壁轻度充血、水肿，血管纹理清晰，远观左、右侧肝内胆管（a、b）、胆囊颈管开口（c）及胆囊颈部（d）无明显异常，未见蛔虫残留

■ 视频

胆道寄生虫（病例一）

■ 诊断

胆道蛔虫症。

■ 结果

患者在内镜下将蛔虫完整取出（图 4-3），再次插入 SpyGlass 内镜探查，胆管内无蛔虫残留（图 4-4）。

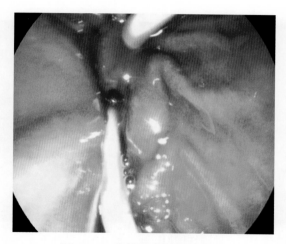

图4-4　内镜下完整取出蛔虫

■ 讨论

　　本患者有明显的腹痛及肝功能异常病史,术前超声内镜检查提示胆管内条索状物,怀疑蛔虫可能。SpyGlass 胆道镜下见到活体蛔虫,明确了诊断,随后应用取石器械将蛔虫完整取出。再次复查胆道镜可以明确是否有寄生虫残留,同时能全面了解肝内外胆管情况。

(王宏光　陶丽莹　吉林市人民医院)

病例二

■ 病史摘要

　　患者男性,54 岁,因"身目黄染 3 天"入院。入院后查肝功能:总胆红素 240 μmol/L,谷草转氨酶 67 U/L,谷丙转氨酶 94 U/L,γ-谷氨酰转移酶 1 317 U/L,碱性磷酸酶 837 U/L;肿瘤标志物 CA19-9 81.8 U/ml,C-反应蛋白及甲胎蛋白均正常。上腹部 CT 示胆总管上段狭窄,考虑炎症性狭窄可能性大(图 4-5)。MRCP 示:胆总管上段结节,考虑胆管癌可能,伴其上胆管扩张(图 4-6)。患者接受 ERCP 检查,发现胆总管上段狭窄(图 4-7)。因狭窄性质不明,遂接受 SpyGlass 内镜检查。

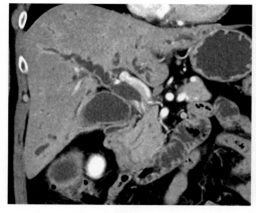

图 4 - 5 CT 示胆总管上管壁局限性增厚、强化，胆管腔狭窄

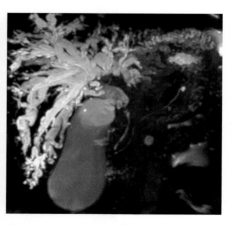

图 4 - 6 MRCP 示胆总管上段狭窄，狭窄近端胆管明显扩张

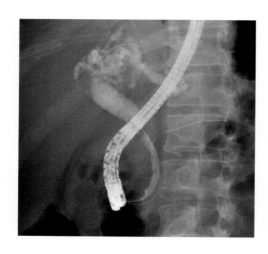

图 4 - 7 ERCP 可见胆总管上段狭窄，狭窄近端肝内外胆管扩张，胆总管内似有斑片状充盈缺损

■ **SpyGlass 内镜所见**

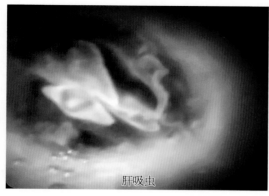

肝吸虫

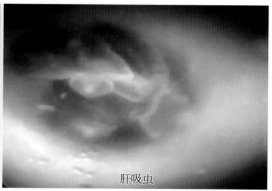

肝吸虫

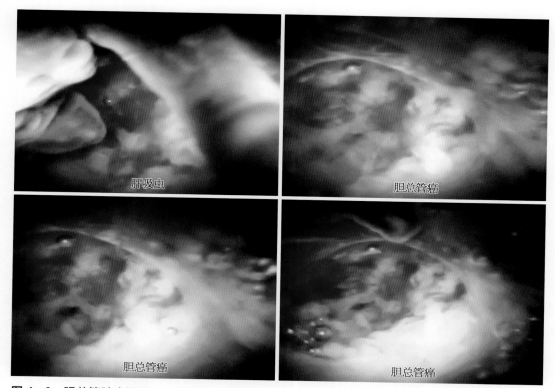

图4-8 胆总管腔内浑浊，内聚集了大量肝吸虫成虫，可见其蠕动；胆总管上段可见一狭窄口，周围黏膜粗糙，见颗粒状、绒毛状隆起，伴有迂曲的新生血管，可见组织破溃，内镜无法通过

■ **视频**

胆道寄生虫（病例二）

■ **诊断**

胆总管恶性肿瘤合并肝吸虫感染。

■ 结果

SpyGlass 内镜下肉眼诊断考虑恶性可能，患者随后接受了胰十二指肠切除术。术后病理提示胆管腺癌（中分化、胰胆管型），侵犯胆管壁全层及周围纤维组织，浸润神经纤维束，胆管旁淋巴结转移癌。

■ 讨论

肝吸虫又名华支睾吸虫，成虫寄生于人体的肝胆管内，可引起肝吸虫病，多见于我国南方地区和东南亚国家，常由于生食淡水鱼被感染。其成虫体形狭长，背腹扁平，状似葵花子，长度一般 10～25 mm，宽度 3～5 mm。虫体在肝胆管内破坏胆管上皮及黏膜下血管，其分泌物、代谢产物和机械刺激等可引起胆管内膜及胆管周围的炎性反应，造成胆管狭窄，容易合并细菌感染，引发胆管炎或胆囊炎。长期感染可引起胆管上皮细胞增生，进而发生癌变。

本例患者为中年男性，因无痛性黄疸入院。影像学检查见胆总管上段管壁局限性增厚，管腔狭窄。肿瘤标志物仅有 CA19 - 9 轻度升高，其余肿瘤标志物均正常。单从影像学和血清学指标上很难鉴别胆总管狭窄是肿瘤性狭窄还是炎性狭窄。SpyGlass 内镜下发现胆总管内大量肝吸虫活体，同时胆总管上段狭窄处胆管黏膜大量颗粒状隆起，伴有粗大迂曲的新生血管，从肉眼所见基本可以确定为恶性狭窄，为后续手术治疗提供了有力依据。

（余先焕　中山大学孙逸仙纪念医院）

5. 胆 道 异 物

■ 病史摘要

患者男性，31 岁。因"胆总管结石伴胆道扩张 20 个月余"入院。患者于 4 年前因"急性胆囊炎、胆囊结石、胆总管结石"于当地医院行"腹腔镜胆囊切除、胆总管切开取石及 T 管引流术"，术后恢复可。2 年前曾在当地医院怀疑"胆总管结石"，行 ERCP 未发现胆管结石及其他病变，后患者症状缓解。本次入院后查体：皮肤、巩膜无黄染，右上腹轻度压痛。实验室检查：血常规、肝功能、凝血功能等指标均正常。外院 MRI 示胆总管结石伴肝内外胆管扩张。完善各项术前检查后安排 ERCP 手术（图 5 - 1～5 - 3）。

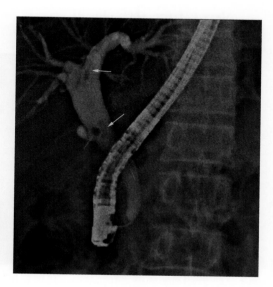

图 5-1 造影提示胆总管中上段扩张，胆囊管汇入处水平见一圆形充盈缺损（红箭头所示）和一条形充盈缺损（黄色箭头），肝左管开口处亦见一条类似的形充盈缺损影（黄色箭头）

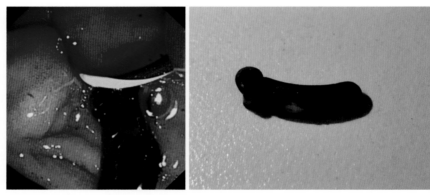

图 5- 2 乳头扩张后以网篮取出 3 枚黑色条形物。 清洗后可见黑色条形物为外科腹腔镜用的 Hemolock 血管夹

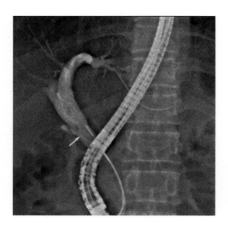

图 5- 3 在胆囊管开口处可见一 0. 5 cm 大小的圆形充盈缺损附着在胆管壁上，无法取出，遂插入 SpyGlass 内镜观察

■ **SpyGlass 内镜所见**

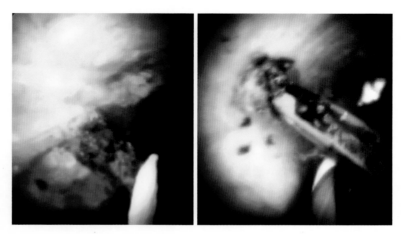

图 5- 4 在胆总管胆囊管开口处见一柱形异物，附着在胆管壁上，表面附着黑色胆泥。 反复冲洗将表面胆石洗脱，内为白色，一端固定于胆管壁，一端游离。 其余肝内外胆管内未见新生物及结石

■ 视频

胆道异物

■ 诊断

胆管内异物（Hemolock 血管夹），腹腔镜胆囊切除及胆管探查术后。

■ 结果

由于血管夹一端固定在胆管壁上，缺乏特殊器材将血管夹取下，中止操作，嘱患者密切观察随访。

■ 讨论

胆管异物在临床上并不常见，通常有外伤如鱼刺、子弹片等，医源性因素如 T 管、金属夹及移位的支架等。以反复发作的梗阻性黄疸为主要表现，影像学表现以胆总管增宽为主；通过手术或内镜以解除胆道梗阻为主要治疗手段。本例患者的"胆总管结石"实为移位的 Hemolock 夹。既往文献[1-13]报道中，Hemolock 夹胆道移位的总病例数不足 100 例，多发生于腹腔镜下胆囊切除或胆总管探查术后（laparoscopic cholecystectomy and laparoscopic common bile duct exploration，LC＋LCBDE），Hemolock 夹移位发生时间最短为 11 天，最长达到 30 余年。Hemolock 夹移位除了诱发胆总管结石、梗阻性黄疸外，还可能嵌入十二指肠引起十二指肠溃疡、十二指肠漏等。目前，LC＋LCBDE 术后 Hemolock 夹移位的病理生理机制尚未明确，有学者推测缺血、慢性炎症、组织坏死等异物反应可能是夹子移位的主要原因。

（陈巍峰　诸炎　付佩尧　复旦大学附属中山医院）

参考文献

[1] Martos M，Cosme A，Bajica F，et al. Obstructive jaundice for biliary mold due to foreign body [J]. Rev Esp Enferm Dig，2011，103：36 - 37.

[2] Bhandari V，Singh M，Vyas H G，et al. Diagnostic dilemma in an unusual case of common bile duct obstruction [J]. Gut Liver，2011，5：245 - 247.

[3] Cimsit B，Keskin M，Ozden I，et al. Obstructive jaundice due to a textiloma mimicking a common bile duct stone [J]. J Hepatobiliary Pancreat Surg，2006，13：172 - 173.

[4] Cipolletta L. Endoscopic retrieval of a surgical gauze from the common bile duct [J]. Ital J Gastroenterol Hepatol，1997，29：58 - 61.

[5] Uzcátegui-Paz E，González-Paredes G. Foreign body granuloma simulating malignant disease in the biliary tract [J]. Gastroenterol Hepatol，2009，32：32 - 35.

[6] Giestas S，Mendes S，Gomes D，et al. Obstructive jaundice due to foreign body in the bile duct：an unusual finding [J]. GE Port J Gastroenterol，2016，23：228 - 230.

[7] Ng DYL，Petrushnko W，Kelly MD. Clip as nidus for choledocholithiasis after cholecystectomy-literature review [J]. Jsls，2020，24，doi：10. 4293/jsls2019. 00053.

[8] Chong VH，Chong CF. Biliary complications secondary to post-cholecystectomy clip migration：a review of 69 cases [J]. J Gastrointest Surg，2010，14：688 - 696.

[9] Peters X，Gannavarapu B，Gangemi A. A case report of choledocholithiasis 33 years after cholecystectomy [J]. Int J Surg Case Rep，2017，41，80 - 82.

[10] Seyyedmajidi M，Hosseini SA，Hajiebrahimi S，et al. Hem-o-Lok Clip in the First Part of Duodenum after Laparoscopic Cholecystectomy [J]. Case Rep Gastrointest Med，2013，251634，doi：10. 1155/2013/251634.

[11] Hong T. Choledochoduodenal fistula caused by migration of endoclip after laparoscopic cholecystectomy [J]. World J Gastroenterol，2014，20：4827 - 4829.

[12] Di Mitri R，Mocciaro F，Bonaccorso A，et al. SpyGlass rescue treatment of common bile duct impacted foreign bodies [J]. Dig Liver Dis，2019，51：453.

[13] Ransibrahmanakul K，Hasyagar C，Prindiville T. Removal of bile duct foreign body by using SpyGlass and spybite [J]. Clin Gastroenterol Hepatol，2010，8，e9，doi：10. 1016/j.cgh.2009. 08. 033.

6. 胆管炎性狭窄

▣ 病史摘要

患者女性,74岁,既往十余年前有胆道手术史,具体术式不详。近8个月来无明显诱因出现上腹部疼痛不适,症状反复,不剧烈,当地医院检查怀疑肝门部占位。入院后检查提示谷丙转氨酶151 U/L,谷草转氨酶132 U/L,碱性磷酸酶390 U/L,γ-谷氨酰转移酶759 U/L,总胆红素 21.9 μmol/L,肿瘤标志物CA19-9 37.69 U/ml。MRCP提示高位胆道梗阻(图6-1)。增强CT提示肝总管多发结石伴肝内胆管扩张(图6-2)。择期行ERCP术,发现胆总管狭窄(图6-3),为进一步明确诊断,行SpyGlass内镜检查。

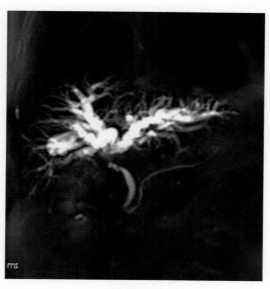

图6-1 MRCP提示高位胆道梗阻,肝内胆管显著扩张

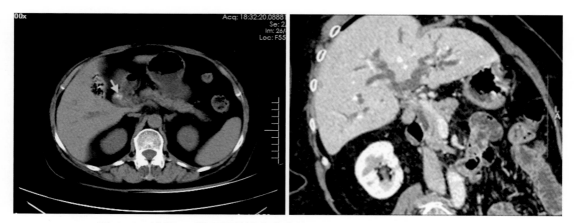

图 6 - 2 增强 CT 提示肝总管高密度结石（箭头），肝内胆管广泛扩张

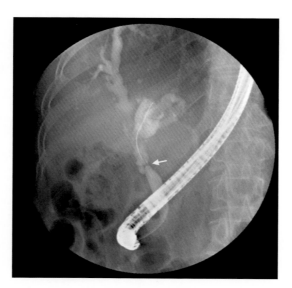

图 6 - 3 ERCP 示肝内外胆管显影，胆管中上段可见一环形狭窄（箭头），其上肝内外胆管扩张明显，内可见充盈缺损

■ SpyGlass 内镜所见

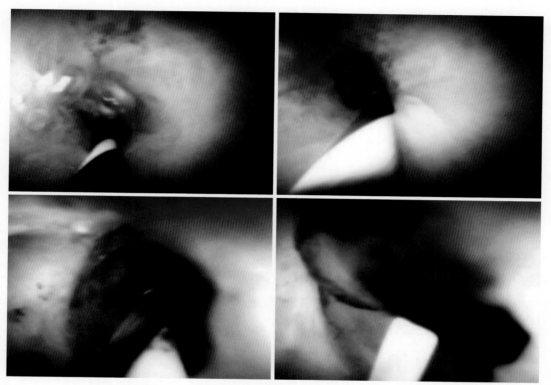

图6-4 SpyGlass 内镜示胆管下段黏膜光滑，未见新生物。 中上段可见一明显狭窄环，镜身无法通过，狭窄环管壁较为光滑，未见明显新生血管，狭窄环上方可见结石漂浮

■ 视频

胆管炎性狭窄

■ 诊断

胆管慢性炎性狭窄伴胆管结石。

■ 结果

患者高龄，拒绝再次手术，采用内镜下狭窄段扩张及支架引流治疗，术后症状改善。随访一年，情况良好。

■ 讨论

此患者传统影像学提示肝门部狭窄合并肝内胆管结石，但胆管良、恶性病变难以鉴别，而通过 SpyGlass 内镜腔内直视下观察，可以发现胆管中上段存在明显狭窄环，狭窄胆管侧壁较为平坦、光滑，无明显新生物及血管，且整个狭窄胆管顺应性较差，镜身无法通过，考虑与狭窄形成时间较长相关，同时合并胆管结石的形成。综合以上特点，再结合患者既往有胆道手术史，考虑为胆管慢性炎性狭窄。

（黄强　刘振　中国科学技术大学附属第一医院）

7. 胆管损伤性狭窄

■ 病史摘要

    患者女性,49 岁,8 个月前因"慢性结石性胆囊炎"行腹腔镜胆囊切除术,近 2 个月来反复皮肤及巩膜黄染。入院后检查:总胆汁酸 $241.5\,\mu mol/L$,总胆红素 $220.8\,\mu mol/L$,直接胆红素 $178.1\,\mu mol/L$,谷丙转氨酶 $66\,U/L$,γ-谷氨酰转移酶 $682\,U/L$。ERCP 提示肝总管狭窄(图 7 - 1)。患者遂接受 SpyGlass 内镜检查。

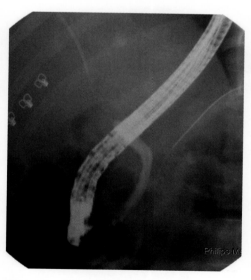

图 7 - 1　ERCP 显示胆总管显影好,无扩张;肝总管处狭窄,导丝通过狭窄到达肝内胆管,未见明确充盈缺损

■ SpyGlass 内镜所见

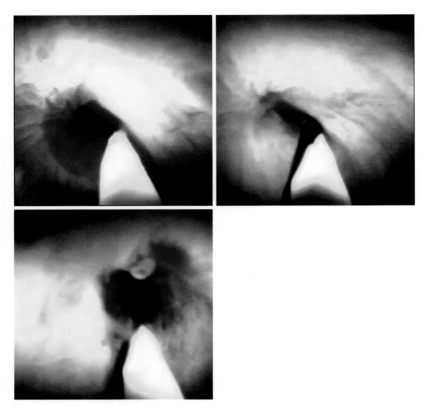

图 7 - 2 肝总管处胆管狭窄，狭窄处黏膜充血，瘢痕增生，未见明显新生物，胆道镜无法通过

■ 诊断

肝总管损伤性狭窄，腹腔镜胆囊切除术后。

■ 结果

在内镜下行狭窄段球囊扩张术（5 kPa，直径 3 mm），随后沿导丝置入 8.5～11 cm 的塑料支架，术后黄疸消退。

■ 讨论

本例患者以梗阻性黄疸为主要表现,梗阻部位为肝总管。SpyGlass 内镜可见狭窄处黏膜有充血性改变,但管壁尚光滑,局部有瘢痕样改变,无异常增生,狭窄远端有白色脓液及细小结石;结合患者近期曾有胆囊切除手术史,因此考虑为损伤性胆管狭窄,遂行狭窄段扩张并放置胆管支架,以解除胆管梗阻。

（傅燕　昆明医科大学第二附属医院）

8. 原发性硬化性胆管炎

■ 病史摘要

患者男性,45岁,因"反复黄疸伴发热"3年入院。患者体检发现肝功能异常,间歇性有发热,伴CA19-9升高,最高达1099 U/ml。入院后检查:自身免疫性肝病抗体全套全阴,总胆红素28.9 μmol/L[已行经皮肝穿刺胆道引流术(PTCD)],碱性磷酸酶358 U/L,谷草转氨酶8 U/L,CA19-9 411 U/ml,IgG4 2.39 g/L。胃肠镜检查未见明显异常。上腹部CT提示肝内外胆管多发狭窄(图8-1),胰头部增大,但缺乏"腊肠样"改变(图8-2)。PTCD:肝内胆管节段性狭窄伴扩张,肝外胆管不显影(图8-3)。EUS:胰头肿大,胆总管胰腺段管壁均匀增厚,肝内胆管扩张,管壁无增厚(图8-4)。EUS-FNA:胰头组织穿刺活检未见肿瘤细胞,未见DNA倍体异常细胞。患者遂接受ERCP(图8-5)及SpyGlass内镜检查(图8-6)。

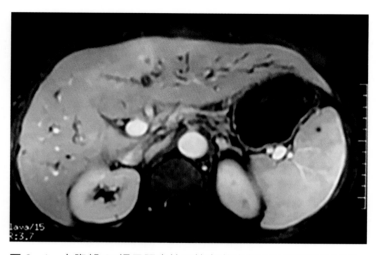

图 8-1 上腹部 CT 提示肝内外胆管多发狭窄及轻度局限性扩张

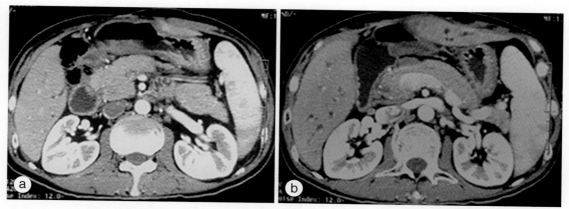

图 8 - 2 上腹部 CT 提示胰头部饱满，局部密度均匀，未见明显强化（a）；体尾胰腺基本正常，胰管不扩张（b）

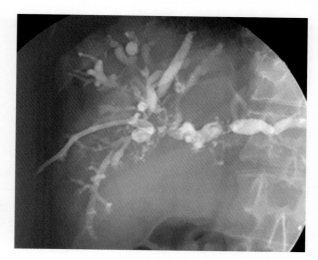

图 8 - 3 胆道造影：肝内胆管节段性狭窄伴区域性扩张，部分胆管走行僵硬，呈"枯枝状"改变，肝外胆管不显影

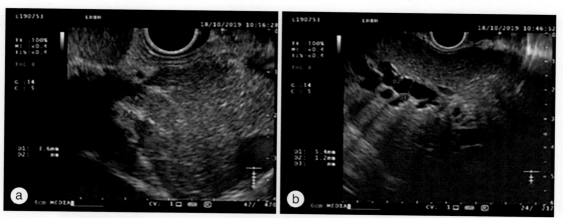

图 8 - 4 胰头部肿大，局部回声均匀，胰腺段胆总管管壁均匀增厚（a）；肝内胆管扩张，管壁无增厚（b）

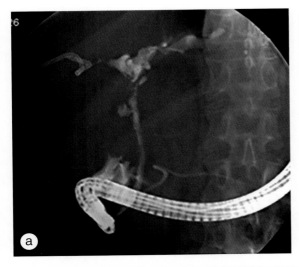

图 8 - 5a　ERCP 示肝外胆管无扩张，管壁欠光滑，呈"锯齿状"，肝总管处狭窄，所示肝内胆管轻度扩张，粗细不均，部分区域呈"枯枝状"改变

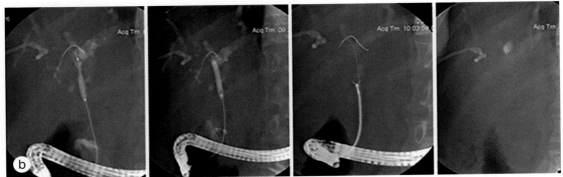

图 8 - 5b　用柱状气囊扩张肝总管，在透视下行胆管狭窄段黏膜活检

■ SpyGlass 内镜所见

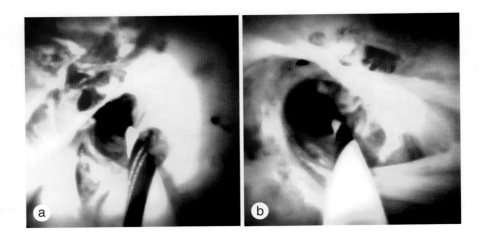

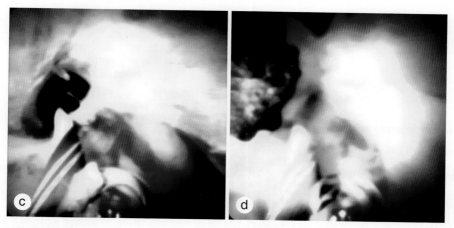

图 8-6 胆管壁粗糙不光滑，部分区域可见糜烂溃疡，有少量炎性渗出，管腔狭小，散在粗大血管（a）；局部呈纤维束状改变，伴有假憩室形成（b、c）；可见少量黑色结石（d）

■ 诊断

胆管黏膜活检病理未见恶性细胞。结合患者病史，临床诊断为原发性硬化性胆管炎。

■ 结果

患者在接受内镜下气囊扩张治疗后半月再次行 PTCD，肝总管及肝外胆管狭窄明显改善（图 8-7）。继续积极抗炎、利胆、保肝等治疗，半年后拔除引流管，随访已 2 年，一般状况好，肝功能基本正常。

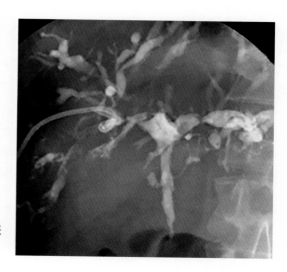

图 8-7 胆道扩张术后半个月，造影提示肝总管狭窄明显改善

■ 讨论

原发性硬化性胆管炎(PSC)是慢性胆汁淤积性疾病,其特征是肝内外胆管进行性炎症和纤维化,导致多灶胆管狭窄,预后不佳。依据胆管狭窄的位置 PSC 分为 3 个类型:小胆管型(病变位于细小胆管,造影等影像学检查难以发现)、大胆管型(病变位于肝外胆管)和全胆管型(大、小胆管同时出现病变)。PSC 的病理表现为包绕胆管的环形纤维化,并伴有炎性细胞的浸润,俗称"洋葱皮样"纤维化。PSC 胆管造影的典型表现有:带状狭窄、串珠样改变、枯枝样改变、憩室样膨出和胆管壁呈羽毛缘状改变(图 8 - 8)[1]。根据胆管黏膜 SpyGlass 内镜下表现特点,Edmonton 分型系统将 PSC 分为 3 型(表 8 - 1),这对于患者的准确诊断和疾病分期具有较大的帮助[2]。本例患者在 SpyGlass 内镜下可以观察到典型的黏膜溃疡、炎性渗出物及纤维瘢痕,结合病史及胆道造影表现,除外胆管恶性病变后,最终诊断为 PSC,长期随访病情稳定。

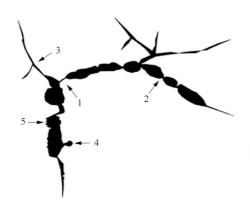

图 8 - 8　PSC 胆道造影常见表现。　1.带状狭窄；2.串珠样改变；3.枯枝样改变；4.憩室样膨出；5.胆管壁呈羽毛状边缘

表 8 - 1　原发性硬化性胆管炎 SpyGlass 内镜下特点

狭　窄　类　型	镜　下　特　点
炎症水肿型	急性期：黏膜红肿,溃疡形,纤维蛋白的白色渗出物
	慢性期：斑片状红肿伴早期瘢痕或环形狭窄形成,无溃疡面,无渗出物
纤维狭窄型	纤维瘢痕或环形狭窄,无红肿、溃疡或渗出物
结节肿块型	局灶性结节增生

（王田田　胡冰　海军军医大学第三附属医院）

参考文献

［1］ Isayama H，Tazuma S，Kokudo N，et al. Clinical guidelines for primary sclerosing cholangitis 2017 ［J］. J Gastroenterol，2018，53（9）：1006－1034.

［2］ Sandha G，D'Souza P，Halloran B，et al. A Cholangioscopy-based novel classification system for the phenotypic stratification of dominant bile duct strictures in primary sclerosing cholangitis — the Edmonton classification ［J］. J Can Assoc Gastroenterol，2018，1（4）：174－180.

9. IgG4 相关性胆管病变

===== 病例一 =====

■ 病史摘要

患者男性,60 岁,因"皮肤巩膜黄染 2 周"入院。入院后实验室检查:总胆红素 173.0 μmol/L,直接胆红素 143.0 μmol/L,碱性磷酸酶 678 U/L,γ-谷氨酰转移酶 610 U/L,谷丙转氨酶 270 U/L,谷草转氨酶 172 U/L,IgG4 3.05 g/L(参考值 0.03~2.01 g/L),糖类抗原 19-9(CA-19-9)811 U/ml,癌胚抗原及甲胎蛋白均在正常范围。胰腺薄层 CT 提示胰腺弥漫性肿大(图 9-1)。MRCP 提示胆总管胰腺段与肝右管起始段狭窄(图 9-2)。超声内镜

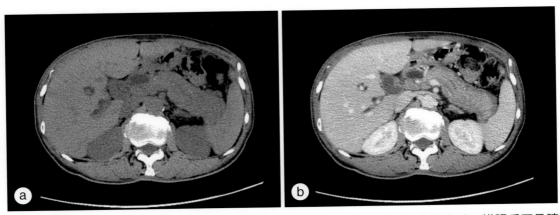

图 9-1 胰腺薄层 CT 提示胰腺弥漫性轻度肿大,胰腺实质可见散在点状钙化灶(a),增强后可见胰腺包膜水肿呈相对低密度,主胰管无扩张(b)

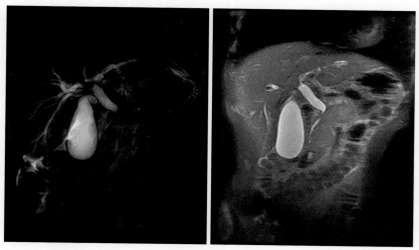

图 9 - 2 MRCP 提示胆总管胰腺段、肝右管起始段较对称性狭窄，狭窄段尚光滑，肝内胆管轻度扩张，且走行僵硬

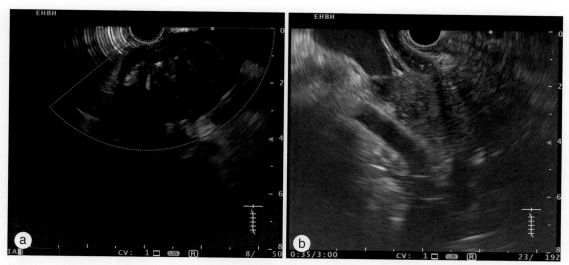

图 9 - 3 超声内镜示低回声为主的弥漫性胰腺肿大伴散在点状强回声，后方伴声影，其内血流信号较丰富（a）。 胰腺近端胆总管扩张伴胆管壁均匀性增厚，胆管腔内可见胆泥样回声（b）

示低回声为主的弥漫性胰腺肿大伴散在点状强回声，胰腺近端胆总管扩张伴胆管壁均匀性增厚（图 9 - 3）。临床考虑自身免疫性胰腺炎（autoimmune pancreatitis，AIP）。因患者黄疸较重，血清 IgG4 仅轻度升高，而 CA-199 明显升高，为排除胆管恶性狭窄可能，并实施胆管引流而行 ERCP 诊疗。胆管造影显示主胰管胰体段狭窄，胆总管胰腺段及肝右管起始段狭窄（图 9 - 4），遂行 SpyGlass 内镜观察。

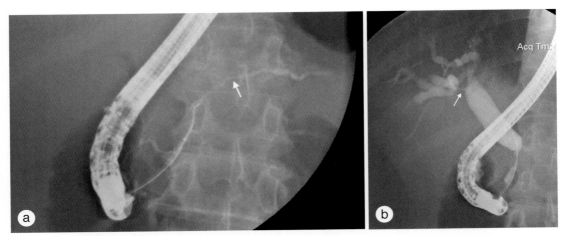

图9-4 主胰管扭曲，扩张不显著，于颈部、体段见较长的狭窄（a）；胆总管胰腺段对称性狭窄，管壁光滑，肝右管起始部亦可见一狭窄段，对称光滑，肝内胆管扩张，走行略僵硬（b）

■ SpyGlass 内镜所见

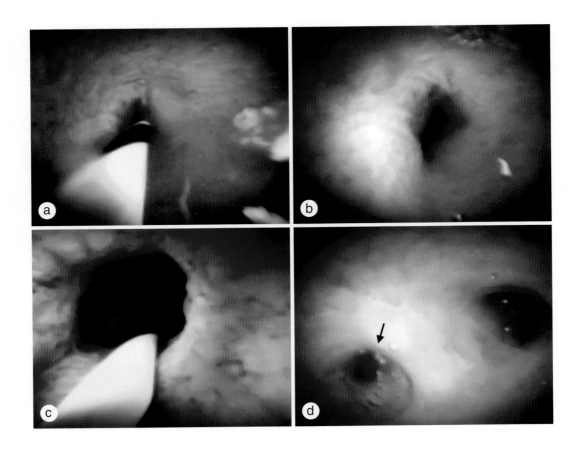

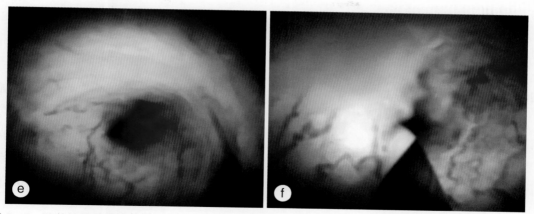

图 9 - 5 胆总管胰腺段可见一狭窄环，局部胆管壁尚光滑（a、b），狭窄局部可见多发均匀扩张、扭曲的血管（c）。 在肝总管分叉处可见肝左管开口无狭窄，肝右管起始段狭窄（d），肝右管口管壁尚光滑，局部可见多发均匀扩张的扭曲血管（e、f）

■ 视频

IgG4 相关性胆管病变（病例一）

■ 诊断

　　SpyGlass 内镜检查后行狭窄段细胞刷检及乳头部活检，并置入一根鼻胆管引流。肝右管、胆总管细胞刷检均未找到肿瘤细胞。乳头活检病理提示：IgG4 阳性免疫细胞占比约 5%～10%（图 9 - 6）。综合临床表现、影像及病理结果，最终诊断：自身免疫性胰腺炎伴 IgG4 相关性胆管炎。

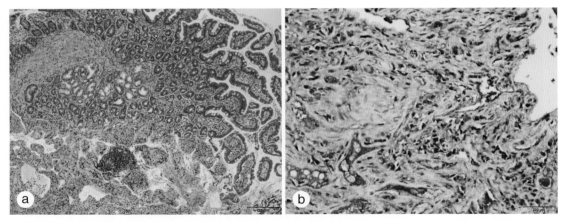

图 9-6 乳头活检病理。 a.可见淋巴浆细胞浸润，纤维组织增生（HE 染色，100x）； b. IgG 免疫组化染色（400x）

■ 结果

患者术后无发热等不适，在第 5 天拔除鼻胆管，给予泼尼松片 30 mg/d，用药 4 天后复查肝功能明显好转，术后 1 个月复查血清 IgG4 1.57 g/L，总胆红素 28.9 μmol/L，直接胆红素 9.5 μmol/L，γ-谷氨酰转移酶、碱性磷酸酶均正常。复查 MRCP 见胆管狭窄与胰腺肿胀情况均明显缓解（图 9-7）。

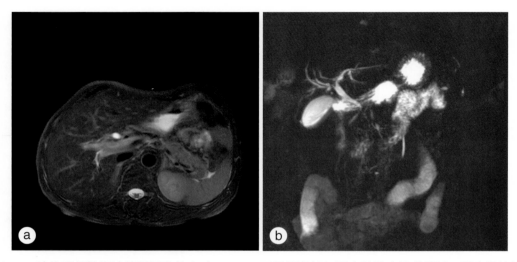

图 9-7 胰体尾部肿胀较前明显改善（a）， MRCP 可见胆总管与肝右管狭窄较前缓解，肝内胆管扩张减轻（b）

■ 讨论

　　本例患者以梗阻性黄疸为首发表现,梗阻部位为胆总管与肝内胆管的多节段光滑、对称狭窄,所以首先考虑良性胆管狭窄,同时因患者伴有胰腺弥漫性肿大,故较容易想到 AIP 合并 IgG4 相关性胆管炎。患者在胆管狭窄处的细胞刷检查未发现恶性细胞;行乳头部活检,提示 IgG4 阳性免疫细胞占比约 5%～10%,虽然未到确诊 IgG4 相关性疾病的标准(需达到 40% 以上),但由于是非病变部位的活检,综合其他表现,高度怀疑 IgG4 相关性胆管炎;经激素治疗后病情有明显改善,符合临床诊断的标准。

　　IgG4 相关性胆管炎根据梗阻部位分为 4 型:Ⅰ 型为远端胆管狭窄,Ⅱ 型为多节段肝内胆管狭窄合并远端胆管狭窄,Ⅲ 型为肝门部胆管与远端胆管狭窄,Ⅳ 型为单纯肝门胆管狭窄。文献报道[1-5],胆道镜检查有助于鉴别 IgG4 相关性胆管炎与原发性硬化性胆管炎(PSC)及胆管癌。IgG4 相关性硬化性胆管炎主要表现为狭窄局部毛细血管呈较均匀的扩张(62%)、扭曲(69%),而不会有增粗不均的表现,并且经激素治疗后狭窄可缓解,扩张、扭曲的血管也可消失。PSC 主要表现为胆管壁瘢痕与假憩室形成,胆管癌的表现主要是狭窄基础上出现不均匀扩张、扭曲的血管,部分可融合。另外,胆道镜下直视活检也有助于鉴别诊断。

(高道键　董辉　胡冰　海军军医大学第三附属医院)

参考文献

[1] Zen Y. The Pathology of IgG4-Related Disease in the Bile Duct and Pancreas [J]. Semin Liver Dis, 2016, 36(3): 242-256.

[2] Culver EL, Chapman RW. IgG4-related hepatobiliary disease: an overview [J]. Nat Rev Gastroenterol Hepatol, 2016, 13(10): 601-612.

[3] Nakazawa T, Ohara H, Sano H, et al. Schematic classification of sclerosing cholangitis with autoimmune pancreatitis by cholangiography [J]. Pancreas, 2006, 32(2): 229.

[4] Ohara H, Okazaki K, Tsubouchi H, et al. Clinical diagnostic criteria of IgG4-related sclerosing cholangitis 2012 [J]. J Hepatobiliary Pancreat Sci, 2012, 19(5): 536-542.

[5] Itoi T, Kamisawa T, Igarashi Y, et al. The role of peroral video cholangioscopy in patients with IgG4-related sclerosing cholangitis [J]. J Gastroenterol, 2013, 48(4): 504-514.

<h1 style="text-align:center">病例二</h1>

■ 病史摘要

患者男性,75岁,因"反复右上腹胀痛伴皮肤、巩膜黄染2月余"于当地医院就诊,查血清总胆红素225 μmol/L,腹部CT提示肝门部胆管恶性梗阻可能。后至我院就诊,行双侧PTCD引流后出院。1个月后再次来我院复诊,血常规、生化指标、肿瘤指标、凝血功能均正常,IgG4 2.29 g/L(参考值0.03～2.0 g/L);复查MRI＋MRCP提示肝门部胆管壁增厚、强化,肝门部淋巴结增大,考虑"胆管癌可能"(图9-8)。复查PET-CT提示肝右叶近肝门部结节状FDG代谢增高影,肝门部淋巴结增大伴FDG代谢增高影,考虑炎症可能。PTCD造影显示胆总管呈细线样狭窄,肝门部胆管左右交通,无明显狭窄,肝右管起始部狭窄(图9-9)。因诊断不明确,遂行ERCP及SpyGlass内镜诊疗(图9-10,图9-11)。

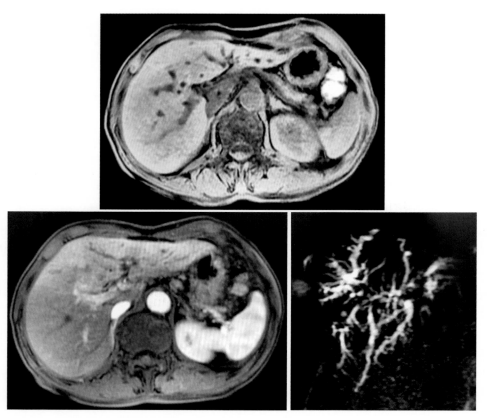

图9-8 MRI＋MRCP提示肝门部胆管壁增厚、强化,肝门部淋巴结增大,考虑胆管癌可能,肝外胆管显影不佳

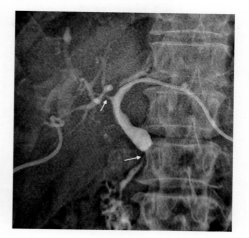

图 9 - 9　PTCD 显示肝右管 1/2 级分支略狭窄、僵硬（箭头），肝左管及肝总管未见明显狭窄。胆总管胰腺段呈细线样狭窄（箭头），长约 2 cm，边缘相对光滑，造影剂可通过狭窄段进入十二指肠

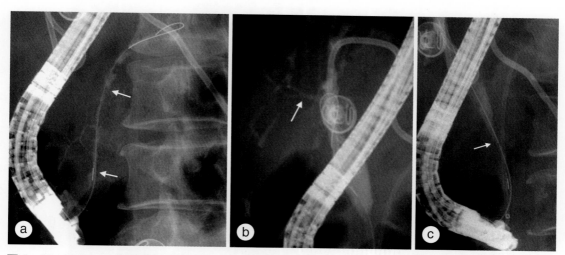

图 9 - 10　ERCP。a.主胰管（头颈部）见长的不规则狭窄，长约 3.5 cm，狭窄部位少许分支胰管显影，后方主胰管大致正常；b.肝门部胆管可见 PTCD 引流管，未见明确狭窄，肝右管一、二级分支狭窄僵硬，边缘尚光滑，肝左管未见明显狭窄；c.胆总管胰腺段呈细线样狭窄，边缘较光滑

■ SpyGlass 内镜所见

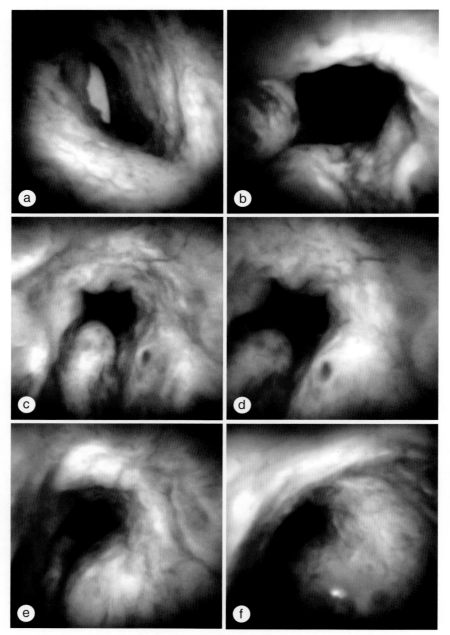

图 9 - 11 SpyGlass 内镜所见。 a.肝总管区域胆管壁黏膜呈浅褐色，稍显粗糙伴充血，可见引流管；b.胆管狭窄上缘，管壁均匀增厚，表面黏膜水肿充血，血管无明显扩张，稍扭曲紊乱；c、 d.胆总管狭窄段管腔缩小，局部可见椭球形隆起，黏膜均匀增厚，可见零星散在的血管，轻度扩张，粗细均匀；e.胆管狭窄段下缘，管壁黏膜均匀增厚，可见表面纤细血管，黏膜水肿充血；f.胆总管末端管壁黏膜稍粗糙，略显凹凸不平

■ 视频

IgG4 相关性胆管病变（病例二）

■ 诊断

行胆道细胞刷检，细胞病理未发现肿瘤细胞；细胞 DNA 倍体检查未见明显异常。综合临床表现诊断为 IgG4 相关性胆管炎。

■ 结果

患者目前在接受激素治疗中，一般状况良好。

■ 讨论

本例患者以梗阻性黄疸为初始表现，CT、MRI 均怀疑肝门部胆管恶性肿瘤；但 PTCD 显示胆总管胰腺段光滑狭窄及肝右管一、二级分支狭窄，与 MRCP 有较大差别，且患者经过引流后，肿瘤指标（CEA、CA19－9）均正常，PET-CT 也考虑胆管炎性病变，结合血清 IgG4 升高，考虑 IgG4 相关性硬化性胆管炎可能。SpyGlass 内镜发挥了在诊断方面的优势，除可以直视胆管内黏膜形态，还可以在直视下活检进行病理诊断。Kamisawa 等[1]在指南中推荐胆道镜辅助诊断 IgG4 相关性胆管炎。

与胆管肿瘤的镜下表现不同，该患者在胆管内未见明显新生物，胆管狭窄部位黏膜环周均匀性增厚，表面零星略扩张的血管，无明显扭曲，狭窄上下游胆管黏膜稍显粗糙、凹凸不平，似"蜂窝状"改变。因该患者肝右管纤细，SpyGlass 内镜无法进入右肝内观察。但也有研究者报道 IgG4 相关性硬化性胆管炎有时也会有与肿瘤极为相似的表现，例如肿块形成、血管扩张扭曲等，因而单纯凭内镜下表现来诊断仍有可能误诊，需要结合胆管内超声（IDUS）及活检协助诊断。另外，该患者胰腺造影显示主胰管头颈部长段的狭窄，但狭窄后方胰管无明显扩张，因此该患者可能同时合并存在自身免疫性胰腺炎（AIP）的可能。

总之，结合该患者的胆道造影、SpyGlass 内镜表现、血清学及病理学结果，可以诊断为 IgG4 相关性硬化性胆管炎（type Ⅲ型）。根据指南推荐[2]，目前已行激素治疗，患者避免了不必要的外科手术或放、化疗等治疗。

（吴军　胡冰　海军军医大学第三附属医院）

参考文献

[1] Kamisawa T，Nakazawa T. Clinical practice guidelines for IgG4-related sclerosing cholangitis [J]. J Hepatobiliary Pancreat Sci，2019，26（1）：9-42.

[2] Kamisawa T，Kuruma S，Chiba K. The treatment of IgG4-related diseases in the hepatobiliary-pancreatic system [J]. Semin Liver Dis，2016，36：291-296.

病例三

■ 病史摘要

患者男性，65 岁，因"皮肤、巩膜黄染 10 余天"入院。既往有糖尿病 5 年，药物控制。入院生化检查：总胆红素 234.8 μmol/L，结合胆红素 191.7 μmol/L，谷丙转氨酶 1 338 U/L，谷草转氨酶 996 U/L，γ-谷氨酰转移酶 118 U/L；细胞角蛋白 19 片段 9.3 ng/ml，糖类抗原 19-9 76.7 U/ml。MRI 检查：胆囊壁水肿，胆囊窝积液，考虑胆囊炎可能。MRCP 示胆总管下端截断样表现（图 9-12）。入院后行 ERCP 诊疗，胆管造影示胆总管管壁欠光滑，未见明显狭窄（图 9-13），患者遂接受 SpyGlass 内镜检查。

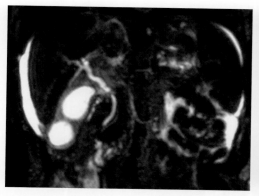

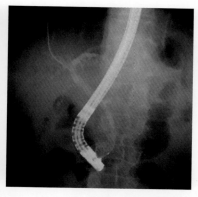

图 9-12 MRCP 示肝内外胆管、主胰管未见明显扩张，胆总管末端截断样表现，腔内未见确切结石影，胆囊壁水肿

图 9-13 胆管造影示肝外胆管无明显扩张，胆总管壁不甚光滑，腔内未见明显充盈缺损影

■ SpyGlass 内镜所见

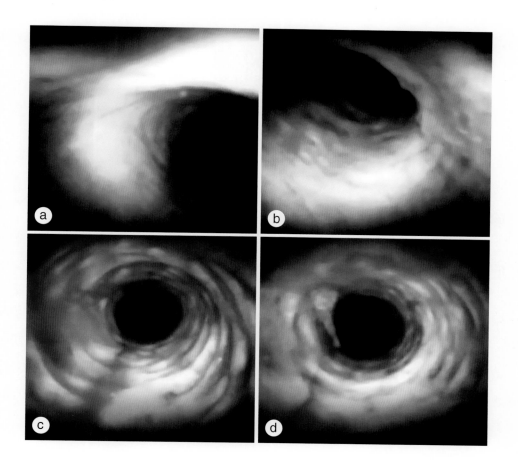

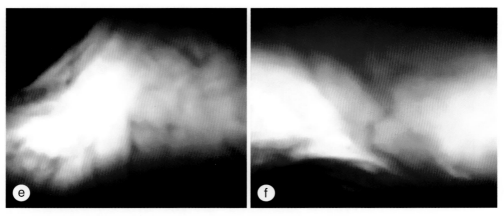

图 9-14 在肝总管及肝管分叉处胆管壁略苍白，管腔无狭窄，表面见多发"蜂窝状"凹陷（a、b）；在胆总管处可见胆管壁明显凹凸不平，环形分布，呈铺路石样改变（c、d）；其表面可见轻度扩张并扭曲的血管（e、f）；管腔内未见结石及明显新生组织

■ 视频

IgG4 相关性胆管病变（病例三）

■ 诊断

IgG4 相关性胆管炎。

■ 结果

患者术后检查发现免疫球蛋白 IgG4 13.40 g/L，升高明显，考虑 IG4 相关性胆管炎可能。因缺乏病理证据，尝试给予糖皮质激素治疗。经过两周激素治疗，患者症状明显好转，IgG4 降至正常水平，出院随访。

■ 讨论

本例患者以黄疸和肝功能异常为主要表现,肿瘤标记无轻度升高,磁共振检查及单纯胆管造影均不足以明确诊断,应用经口胆道镜进行直视精准检查显得十分必要。本患者在 SpyGlass 内镜下可见胆总管不光滑,呈现出特别的凹凸不平,"蜂窝状"改变,也可见到少量扩张扭曲的血管,但无明显新生物,排除了恶性肿瘤可能。该患者血清 IgG4 水平显著升高,加之后来激素尝试治疗有效,可以确诊示 IgG4 相关性胆管炎,可能还合并有自身免疫性肝病,均对于激素治疗有效。本病例应用 SpyGlass 内镜检查,发现胆管异常的形态改变,成功排除了恶性肿瘤,并通过内科治疗好转,避免了不必要的手术创伤。

(吴乔　重庆医科大学第一附属医院)

10. 肝移植术后胆管病变

================ 病例一 ================

■ 病史摘要

患者男性，46岁，因"进行性黄疸1个月余"入院。患者2年前曾因"乙肝后肝硬化"行"原位肝移植"。入院后检查：总胆红素232 μmol/L，直接胆红素184 μmol/L，谷丙转氨酶350 U/L，谷氨酰转移酶362 U/L，糖类抗原19-9、癌胚抗原及甲胎蛋白均在正常范围。MRCP提示吻合口轻度狭窄、肝内胆管纤细（图10-1）。完善各项检查后安排ERCP诊疗，胆管造影显示吻合口及肝内胆管均未见明显异常（图10-2），患者遂接受SpyGlass内镜检查。

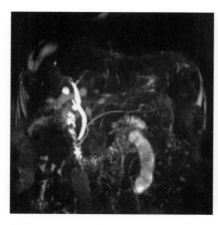
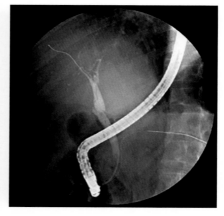

图 10-1　MRCP提示肝移植术后改变　　图 10-2　ERCP示肝总管轻度扩张，肝内胆管无扩张，吻合口无狭窄

■ SpyGlass 内镜所见

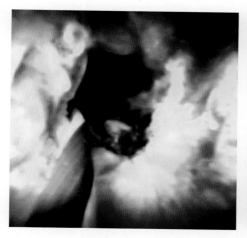

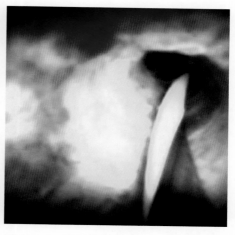

图 10 - 3 胆管吻合口轻度狭窄, 周围黏膜充血, 血管增粗, 可见少量坏死剥脱

图 10 - 4 肝总管黏膜充血水肿, 血管增粗, 可见纵行溃疡形成

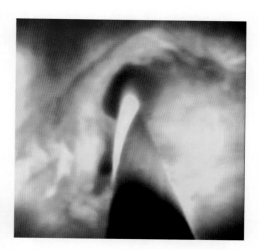

图 10 - 5 肝内胆管开口呈圆形或者类圆形, 表面充血水肿, 可见溃疡形成

■ 诊断

肝移植术后胆管病变——吻合口附近胆管急性炎症。

■ 讨论

本例患者临床表现为梗阻性黄疸, 既往有肝移植手术史, 但无论是 MRCP 还是 ERCP 均未见明显的吻合口或非吻合口狭窄。该患者在 SpyGlass 内镜下可见胆管吻合口仅表现为轻度狭窄，但肝内胆管及供体肝总管可见黏膜明显充血，而且可见纵行溃疡表现，为确定诊断提供了重要依据。本例患者胆管表面充血水肿、纵行溃疡，并可见少量坏死剥脱，这是急性胆管炎的表现，这种表现在相关文献中少有报道，可能与肝移植术后免疫反应或缺血损伤有关，可能是胆管坏死或非吻合口狭窄的前期表现。

（于剑锋　郝建宇　首都医科大学附属北京朝阳医院）

病例二

■ 病史摘要

患者男性，46 岁，因"肝移植术后 2 年，进行性黄疸 1 个月余"入院。入院后检查：总胆红素 95 μmol/L，直接胆红素 74 μmol/L，谷丙转氨酶 35 U/L，γ-谷氨酰转移酶 102 U/L，糖类抗原 19-9、癌胚抗原及甲胎蛋白均在正常范围。MRCP 提示吻合口狭窄、肝内胆管轻度扩张（图 10-6）。完善各项检查后安排 ERCP 诊疗，胆管造影显示吻合口胆管环形狭窄，肝内胆管轻度扩张（图 10-7）。

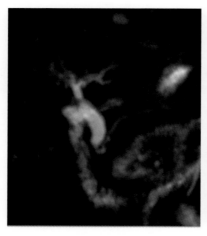

图 10-6 MRCP 示肝总管扩张，肝内胆管轻度扩张，吻合口狭窄

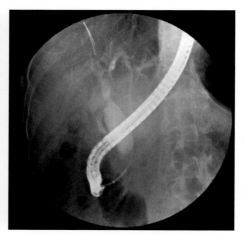

图 10-7 ERCP 显示吻合口以上胆管扩张，吻合口狭窄

■ SpyGlass 内镜所见

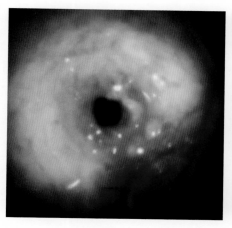

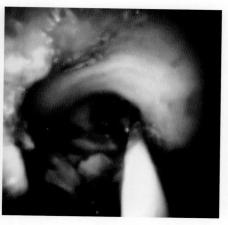

图 10 - 8 吻合口呈环形狭窄，局部管壁尚平坦光滑，黏膜略充血水肿，血管轻度扩张

图 10 - 9 肝总管黏膜呈瓷白色，表面血管模糊，可见大量胆泥附着于胆管壁

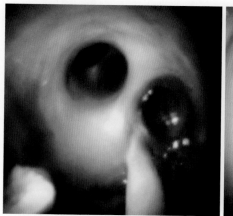

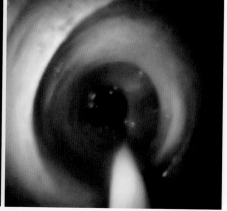

图 10 - 10 肝内胆管开口呈圆形或者类圆形，表面呈瓷白色，平坦光滑

■ 诊断

肝移植术后，胆管吻合口狭窄，胆石形成。

■ 讨论

本例患者存在明确的肝移植手术史，近期出现黄疸，诊断为胆管吻合口狭窄伴结石形成，经内镜治疗后缓解。胆管吻合口狭窄是肝移植术后患者较为常见的胆道并发症，其在尸体供肝移植和活体肝移植中的发生率分别为 $6\% \sim 12\%$ 和 $8\% \sim 31\%$[1-5]。本例患者在 SpyGlass 内镜可见胆管吻合口局部狭窄，但表面黏膜尚光整；供体肝总管内可见大量胆泥附着，但表面黏膜呈瓷白色，黏膜正常，分支胆管未见管腔狭窄；因而该患者属于单纯吻合口狭窄。

（于剑锋　郝建宇　首都医科大学附属北京朝阳医院）

参考文献

［1］ Gondolesi GE，Varotti Gi Florman SS，et al. Biliary complications in 96 consecutive right lobe living donor transplant recipients［J］. Transplantation，2004，77：1842‑1848.

［2］ Soin AS，Kumaran V，Rastogi AN，et al. Evolution of a reliable biliary reconstructive technique in 400 consecutive living donor liver transplants［J］. J Am Coll Surg，2010，211：24‑32.

［3］ Sharma S，Gurakar A，Jabbour N. Biliary strictures following liver transplantation：past，present and preventive strategies［J］. Liver Transpl，2008，14：759‑769.

［4］ Yazumi S，Yoshimoto T，Hisatsune H，et al. Endoscopic treatment of biliary complications after right‑lobe living‑donor liver transplantation with duct‑to‑duct biliary anastomosis［J］. J Hepatobiliary Pancreat Surg，2006，13：502‑510.

［5］ Liu CL，Lo CM，Chan SC，et al. Safety of duct‑to‑duct biliary reconstruction in right‑lobe live‑donor liver transplantation without biliary drainage［J］. Transplantation，2004，77：726‑732.

病例三

■ 病史摘要

患者男性，46 岁，因"进行性黄疸 1 个月余"入院。患者 2 年前曾因"乙肝肝硬化"行"原位肝移植"。入院后检查：总胆红素 $158\,\mu mol/L$，直接胆红素 $124\,\mu mol/L$，谷丙转氨酶 $364\,U/L$，γ-谷氨酰转移酶 $558\,U/L$，糖类抗原 $19-9$、癌胚抗原及甲胎蛋白均在正常范围。MRCP 提示胆管吻合口及肝总管狭窄、肝内胆管轻度扩张（图 10 - 11）。完善各项检查后安排 ERCP 诊疗，胆管造影显示吻合口狭窄、肝内胆管扩张（图 10 - 12）。患者遂接受 SpyGlass 内镜检查。

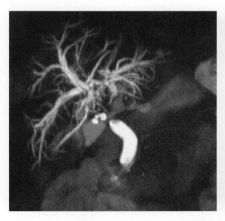 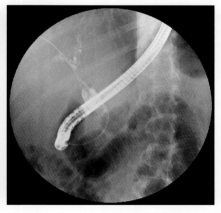

图 10 - 11　MRCP 显示自体胆总管轻度扩张，吻合口至肝左、右管起始部狭窄，左、右肝内胆管轻度扩张

图 10 - 12　ERCP 提示肝总管狭窄，管壁不甚光滑，肝内胆管显示不清

■ SpyGlass 内镜所见

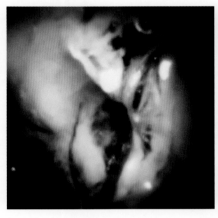 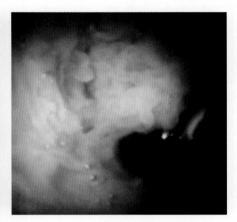

图 10 - 13　吻合口处轻度狭窄，局部黏膜欠光滑，可见蓝色缝合线残留以及大量胆泥附着

图 10 - 14　肝总管黏膜呈瓷白色，表面粗糙，可见绒毛状及乳头状改变

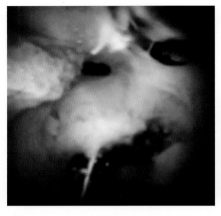 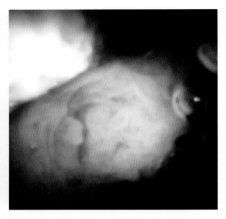

图 10 - 15　肝内胆管开口不规则，表　图 10 - 16　部分肝内胆管开口闭塞
面可见息肉样增生

■ 诊断

肝移植术后，胆管非吻合口多发狭窄。

■ 结果

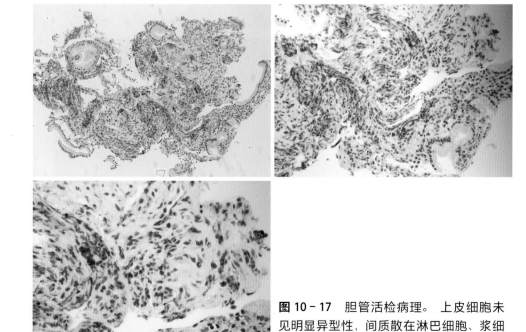

图 10 - 17　胆管活检病理。 上皮细胞未
见明显异型性，间质散在淋巴细胞、浆细
胞及中性粒细胞浸润，局灶纤维组织增生

■ 讨论

本例患者肝移植术后 2 年,近期出现梗阻性黄疸,影像检查均提示肝门部胆管广泛狭窄。肝移植手术后,胆管非吻合口狭窄在活体肝移植和尸体肝移植术中的发生率分别为 1%～10% 和 10%～30%[1,2],往往伴随胆管铸型综合征、胆管黏膜坏死以及胆汁瘤形成等,属于缺血性胆管病变,其发生与胆管缺血再灌注损伤、胆盐的毒性作用和免疫介导损伤等因素有关。本例患者在 SpyGlass 内镜可见胆管吻合口轻度狭窄,但肝门部胆管黏膜粗糙,可见绒毛状、颗粒状或乳头状增生性改变,肝内胆管开口普遍狭窄,呈椭圆形或不规则,部分肝内胆管闭塞。胆道镜检查能够发现除胆管狭窄外,黏膜的变化以及并发的结石、铸型胆栓形成等,为确定诊断提供重要依据。

(于剑锋　郝建宇　首都医科大学附属北京朝阳医院)

参考文献

[1] de Vries Y, von Meijenfeldt FA, Porte RJ. Post-transplant cholangiopathy: classification, pathogenesis, and preventive strategies [J]. Biochim Biophys Acta Mol Basis Dis, 2018, 1864(4 Pt B): 1507 - 1515.

[2] Goria O, Archambeaud I, Lemaitre C, et al. Ischemic cholangiopathy: an update [J]. Clin Res Hepatol Gastroenterol, 2020, 44(4): 486 - 490.

病例四

■ 病史摘要

患者女性,52 岁,2 年前曾因"急性肝衰竭"行"原位肝移植"。入院前 2 个月出现黄疸,入院后检查:总胆红素 324 μmol/L,直接胆红素 268 μmol/L,谷丙转氨酶 210 U/L,γ-谷氨酰转移酶 356 U/L,糖类抗原 19 - 9、癌胚抗原及甲胎蛋白均在正常范围。MRCP 提示肝外胆管狭窄(图 10 - 18)。完善各项检查后安排 ERCP 诊疗,胆管造影显示胆总管近肝总管处狭窄(图 10 - 19)。患者遂接受 SpyGlass 内镜检查。

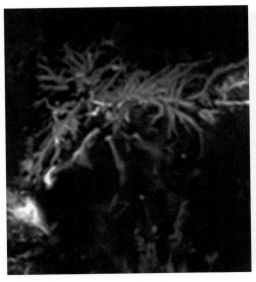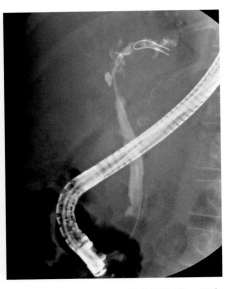

图 10 - 18 MRCP 提示胆总管与肝总管交界处狭窄，狭窄段长约 1.2 cm，狭窄以上肝内胆管显著扩张，胆囊缺如

图 10 - 19 ERCP 显示肝总管狭窄，肝右管不显影，肝左管轻度扩张

■ SpyGlass 内镜所见

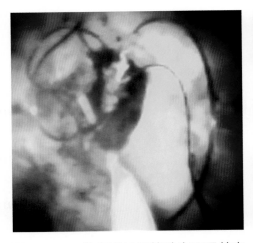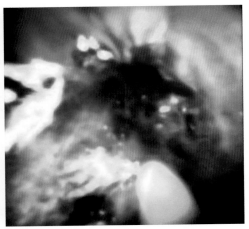

图 10 - 20 狭窄区域胆管壁表面不甚光滑，可见颗粒状隆起改变，管腔内可见残留的缝线

图 10 - 21 肝总管内可见黄绿色的铸型胆栓

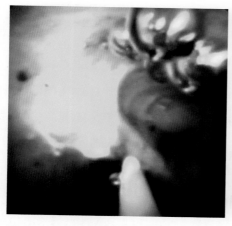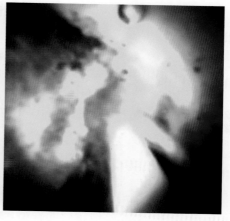

图 10 - 22 取出肝总管铸型物后可见肝 **图 10 - 23** 肝右管内仍可见铸型胆栓
左、右管开口

■ 诊断

肝移植术后胆管病变——胆管铸型综合征。

■ 结果

采用取石网篮取出大量条索状胆栓(图 10 - 24),再次造影显示肝总管区域无明显狭窄
表现(图 10 - 24)。

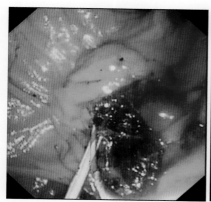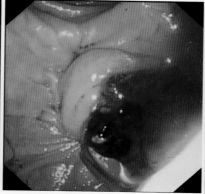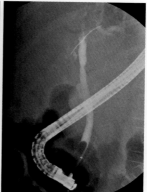

图 10 - 24 取出胆栓后,肝总管狭窄消失

■ 讨论

本例患者为肝移植手术后,出现梗阻性黄疸,ERCP仅能见到肝总管"狭窄"及肝右管不显影。经SpyGlass内镜探查,证实为胆管内铸型胆栓阻塞所致,肝右管不显影的原因也是由于胆管铸型胆栓的存在。本病例突显了SpyGlass内镜在肝移植术后胆管病变诊断中的重要性。据文献报道,胆管铸型综合征在肝移植患者中的发病率为$2.5\%\sim18\%^{[1\text{-}3]}$。其发病机制是缺血、急慢性排斥反应、胆道感染和胆汁淤积等多种原因综合所致,脱落的胆管上皮组织与胆汁成分结合可形成质地较硬的管型,如胆管树形状的铸型,造成胆管梗阻,这是肝移植患者特有的一种胆管病变类型。

(于剑锋 郝建宇 首都医科大学附属北京朝阳医院)

参考文献

[1] Gor NV,Levy RM,Ahn J,et al. Biliary cast syndrome following liver transplantation:Predictive factors and clinical outcomes [J]. Liver Transpl,2008,14:1466-1472.

[2] Starzl TE,Putnam CW,Hansbrough JF,et al. Biliary complications after liver transplantation:with special reference to the biliary cast syndrome and techniques of secondary duct repair [J]. Surgery,1977,81:212-221.

[3] Voigtländer T,Negm AA,Strassburg CP,et al. Biliary cast syndrome post-liver transplantation:risk factors and outcome [J]. Liver Int,2013,33:1287-1292.

─────── **病例五** ───────

■ 病史摘要

患者男性,46岁,2年前行"原位肝移植",因"进行性黄疸1个月余,发热1周"入院。检查:总胆红素395 μmol/L,直接胆红素286 μmol/L,谷丙转氨酶687 U/L,γ-谷氨酰转移酶954 U/L,糖类抗原19-9、癌胚抗原及甲胎蛋白均在正常范围。CT怀疑考虑下腔静脉及肝动脉栓塞内见充盈缺损,肝门胆管狭窄(图10-25)。ERCP胆管造影显示肝门区胆管扩张,轮廓不清,肝内胆管未完全显示,部分区域见积气影(图10-26)。患者遂接受SpyGlass内镜检查。

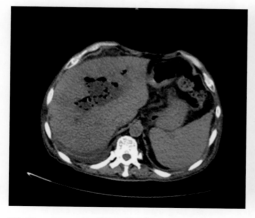

图 10-25 CT 提示移植肝见含气低密度灶，考虑胆管坏死，下腔静脉内充盈缺损，脓栓可能；肝供血动脉闭塞；肝门胆管狭窄，肝内部分胆管扩张

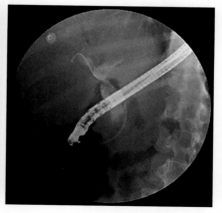

图 10-26 ERCP 显示肝总管及肝左、右管扩张，轮廓不清，肝内胆管分支消失，受体胆总管扩张

■ SpyGlass 内镜所见

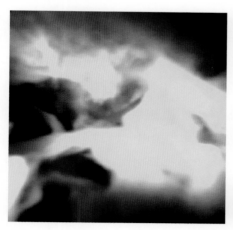

图 10-27 吻合口略狭窄，周围黏膜充血、水肿、糜烂，可见大量脓性分泌物，散在增粗的血管

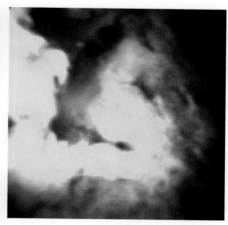

图 10-28 肝总管黏膜呈灰黄色，可见大量坏死物附着，表面血管消失

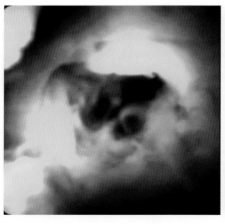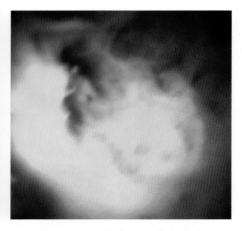

图 10 - 29　肝内胆管开口变形，管腔内见大量坏死组织　　　图 10 - 30　肝内胆管分支闭塞

■ 诊断

肝移植术后，坏死性胆管炎。

■ 结果

患者 2 日后接受二次原位肝移植手术，术后病理提示：大体肝重 1 000 g，切面灰绿质中，部分区灰黄质软，管腔内充满灰黑、灰黄组织。镜检病理：肝组织部分正常结构消失，中心静脉附近可见脓肿形成，局灶可见肝细胞片状坏死，残余肝组织中部分肝细胞空泡变性伴胆汁淤积，汇管区小胆管增生，小叶间及汇管区较多淋巴细胞、浆细胞及中性粒细胞浸润。肝门区胆管局灶黏膜糜烂，较多淋巴细胞、浆细胞及中性粒细胞浸润，脓肿形成，周围组织坏死，局灶见少量多核巨细胞（图 10 - 31～10 - 33）。动脉血管壁内膜增生，管腔狭窄，伴玻璃样变，部分血管可见闭塞后再疏通。

■ 讨论

移植肝胆管广泛性坏死是肝移植术后严重的并发症，预后不佳，通常需要实施再次移植[1,2]。本例患者表现出严重的胆汁淤积和肝功能损害，CT 扫描示肝脏内存在含气的低密度影，ERCP 造影显示肝总管及肝左、右管囊状扩张，轮廓不清，分支消失，这些都提示存在

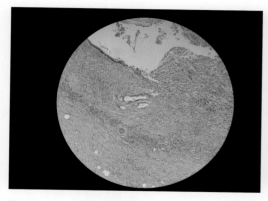

图 10 - 31 胆管上皮坏死,胆管腔内充满有中性粒细胞、浆细胞和淋巴细胞组成的脓性物质

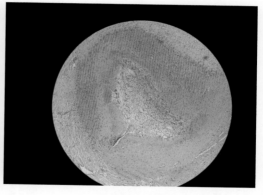

图 10 - 32 动脉血管壁内膜增生,管腔狭窄伴玻璃样变性

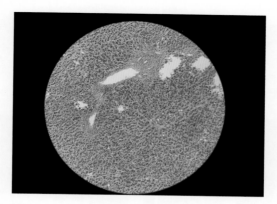

图 10 - 33 中心静脉附近可见脓肿形成,局灶可见肝细胞片状坏死,残余肝组织中部分肝细胞空泡变性伴胆汁淤积

胆管严重病变的可能。该患者在 SpyGlass 内镜可见肝门区胆管表面黏膜被大量灰黄色坏死物质覆盖,血管消失;胆管腔内充满浑浊絮状物,分支胆管闭塞,证实了胆管广泛坏死的存在。这一结果为再次实施肝移植提供了有力依据,同时这一判断也为手术后病理所证实。

(于剑锋　郝建宇　首都医科大学附属北京朝阳医院)

参考文献

[1] de Vries Y,von Meijenfeldt FA,Porte RJ. Post-transplant cholangiopathy:classification,pathogenesis,and preventive strategies [J]. Biochim Biophys Acta Mol Basis Dis,2018,1864(4 Pt B):1507 - 1515.

[2] Goria O,Archambeaud I,Lemaitre C,et al. Ischemic cholangiopathy:an update [J]. Clin Res Hepatol Gastroenterol,2020,44(4):486 - 490.

<h1 style="text-align:center">病例六</h1>

■ 病史摘要

　　患者女性,63 岁,3 年前曾因"丙肝肝硬化"行原位肝移植术,因"皮肤、巩膜黄染 2 个月"入院。检查:总胆红素 135.5 μmol/L,直接胆红素 112.1 μmol/L,谷丙转氨酶 135 U/L,γ-谷氨酰转移酶 962 U/L,糖类抗原 19 - 9、癌胚抗原及甲胎蛋白均在正常范围。MRCP 提示吻合口狭窄(图 10 - 34)。完善各项检查后安排 ERCP 诊疗,胆管造影显示胆总管基本正常,吻合口处截断,导丝不能通过狭窄部进入肝内胆管(图 10 - 35)。患者遂接受 SpyGlass 内镜检查。

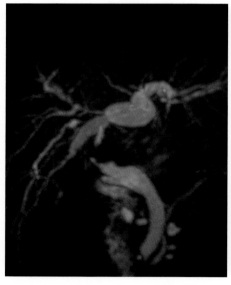

图 10 - 34 MRCP 提示吻合口附近胆管狭窄,表面凹凸不平,左侧肝内胆管扩张,右侧肝内胆管无扩张

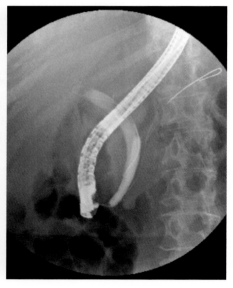

图 10 - 35 ERCP 显示胆总管基本正常,吻合口处截断,导丝不能通过,肝内胆管未显影

■ SpyGlass 内镜所见

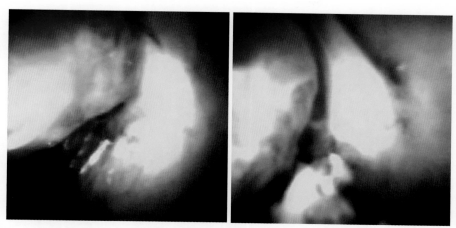

图 10 - 36 胆管内胆汁浑浊，可见坏死组织及缝线残留；吻合口附近胆管壁欠光滑，表面覆脓性分泌物；视野右上方见一紫红色球形突起，占据大部分管腔，表面凹凸不平，胆道镜无法通过

■ 视频

肝移植术后胆管病变（病例六）

■ 诊断

移植术后淋巴细胞增殖性疾病。

■ 结果

患者接受手术治疗。肝门部可扪及一肿物，直径 8 cm，位于肝脏Ⅳ段、肝左右管及门静

脉之间,肝动脉穿行于瘤体内,病变向胆管内浸润性生长,胆总管梗阻。切开肝门部胆总管前壁用胆道探子向肝左、右管探查,突破狭窄段后,可见墨绿色黏稠胆汁流出。切取侵入胆管的肿物组织送快速病理,病理回报符合淋巴瘤表现(图 10-37)。

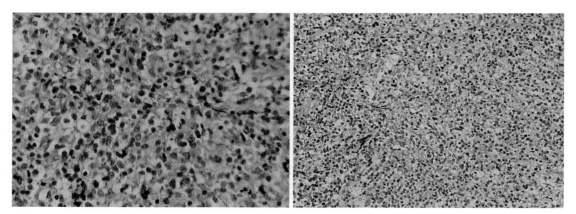

图 10-37 胆管内肿物病理检查。 肿瘤由大量小圆细胞构成,细胞大小较一致,呈弥漫分布,细胞异型性明显,可见核分裂象及核仁

■ 讨论

移植术后淋巴细胞增生性疾病(post transplantation lymphoproliferative disease, PTLD)是实体器官移植后的少见并发症,其特征是多克隆或单克隆淋巴样增生,典型的来源是 B 细胞。在免疫抑制的移植人群中,EB 病毒(EBV)表达与淋巴增生性疾病的关系已得到充分的证明。在接受原位肝移植并给予环孢素 A 治疗的患者中,PTLD 的发生率为 2.2%~3.6%,多出现在 6~17 个月[1-5]。PTLD 可累及全身多器官包括移植肝,少数为移植肝局限性病变,侵犯肝脏和门脉周围结构。本例患者的病灶位于肝脏 Ⅳ 段,侵及肝门部胆管,在 SpyGlass 内镜下可见吻合口以上胆管腔内一巨大紫红色球形肿物,表面凹凸不平,胆管内见大量坏死组织及脓性分泌物,临床高度怀疑为恶性肿瘤,这也为及时手术探查提供了依据。

(于剑锋 郝建宇 首都医科大学附属北京朝阳医院)

参考文献

[1] Alfrey EJ, Friedman AH, Grossman RA, et al. Two distinct patterns of post-transplantation lymphoproliferative disorder (PTLD): early and late onset [J]. Clin Transplant, 1992,6: 246-248.

［2］ Ho M，Jaffe R，Miller G，et al. The frequency of Epstein-Barr virus infection and associated lymphoproliferative syndrome after transplantation and its manifestations in children ［J］. Transplantation，1988，45：719－727.

［3］ Nalesnik MS，Jaffe R，Starzl TE，et al. The pathology of posttransplant lymphoproliferative disorders occurring in the setting of cyclosporine A-prednisone immunosuppression ［J］. Am J Pathol，1988，133：173－191.

［4］ Penn I. The changing pattern of posttransplant malignancies ［J］. Transplant Proc，1991，23：1101－1103.

［5］ Starzl TE，Nalesnik MA，Porter KA，et al. Reversibility of lymphomas and lymphoproliferative lesions developing under cyclosporin-steroid therapy ［J］. Lancet，1984，323(1)：583－587.

11. 胆 管 息 肉

病 例 一

■ 病史摘要

　　患者女性,64 岁,因"反复右上腹疼痛 2 周"入院。患者 2 周前在进食油腻食物后出现右上腹疼痛,可自行缓解,伴恶心、呕吐,无畏寒、发热及黄疸。当地医院腹部超声提示肝内外胆管扩张,胆总管下段高回声,结石可能。CT 提示胆总管下段小圆形高密度影,考虑结石。患者既往曾因"胆囊结石、胆总管结石"行胆囊切除、胆总管切开取石及 T 形管引流术。入院后行 ERCP 治疗,术中造影见胆总管扩张,内见多发结石影,顺利取出多枚结石后再次造影发现胆总管上段有一半球形充盈缺损影,位置固定(图 11 - 1)。为进一步明确诊断,遂行 SpyGlass 内镜检查。

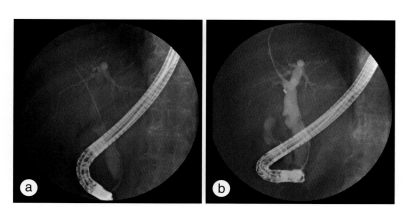

图 11 - 1 胆管造影可见多发充盈缺损影(a),取石后发现胆总管上段可见一半球形充盈缺损影,位置固定(b)

■ SpyGlass 内镜所见

SpyGlass 内镜下见胆总管上段可见一半球形黏膜隆起,表面呈颗粒状,未见扭曲及扩张血管,边界尚清晰,遂在直视下取组织活检(图 11 - 2)。

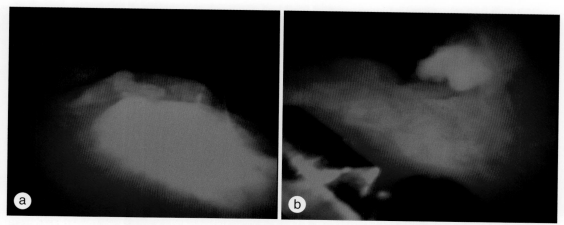

图 11 - 2 SpyGlass 内镜可见局部一半球形隆起病变,表现呈颗粒状无明显溃烂,边界清晰(a),插入活检钳取组织活检

■ 视频

胆管息肉(病例一)

■ 诊断

胆总管增生性息肉伴多发结石。

■ 结果

病理提示胆总管黏膜慢性炎症。

■ 讨论

本例患者 ERCP 见胆总管上段半球形充盈缺损影,位置固定,需考虑胆总管新生物的可能。结合患者 10 个月前曾行胆总管切开取石手术,且留置 T 形管时间超过 3 个月,故首先考虑 T 形管置入后对胆管壁产生慢性刺激,引起局部组织息肉样增生。SpyGlass 内镜下见该病灶范围局限,表面无溃烂,周边管壁正常,管腔内无黏液,故不似 IPMN,而是增生性息肉。SpyGlass 内镜还可以对可疑病灶实施直视活检,帮助明确诊断。

(叶馨　胡冰　海军军医大学第三附属医院)

病例二

■ 病史摘要

患者男性,81 岁,因"反复上腹痛 20 年,再发 1 天"入院。入院检查:总胆红素 13.5 μmol/L,谷丙转氨酶 181 U/L,谷草转氨酶 80 U/L,γ-谷氨酰转移酶 414 U/L;超敏 C-反应蛋白 70.4 mg/L。MRCP 提示胆总管多发结石伴其胆管扩张,肝内外胆管壁增厚,考虑慢性胆管炎(图 11-3)。患者遂接受 ERCP 诊疗,由于存在多发巨大结石,常规取石困难,拟行 SpyGlass 内镜直视下激光碎石、取石术。

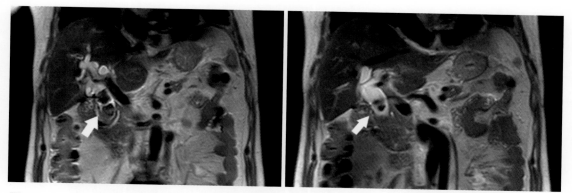

图 11 - 3 MRCP 显示胆总管下段可见类圆形低信号影，大小约 2.1 cm × 1.8 cm，胆总管内可见点条状及絮状低信号影；胆总管及肝内外胆管明显迂曲扩张，胆总管最宽处约 1.9 cm

■ SpyGlass 内镜所见

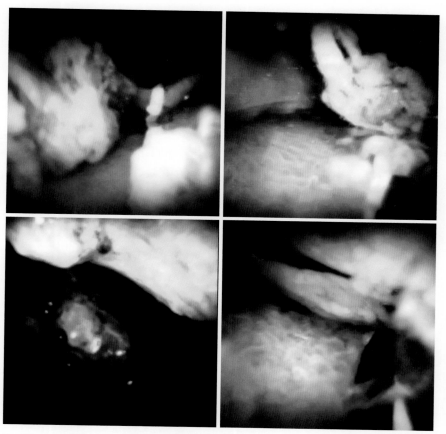

图 11 - 4 SpyGlass 内镜进入胆总管内，胆管下段见较多结石，结构松散；继续向上探查见一枚较大成块结石，占据大部分管腔。遂在 SpyGlass 内镜引导下用激光将结石击碎后取出

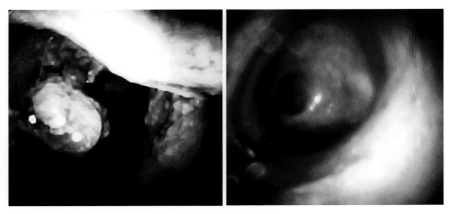

图 11 - 5 清除结石后用 SpyGlass 内镜再次探查胆管，在胆总管上段侧壁见一宽基的息肉样隆起，表面充血呈分叶状，大小约 0.8 cm；肝门部胆管未见明显异常

■ 诊断

胆总管多发结石，胆管炎性息肉。

■ 结果

直视下行胆管息肉活检，病理提示见到少量胆管黏膜组织，伴大量炎性细胞浸润，考虑慢性炎症。患者定期随诊，复查 SpyGlass 内镜见胆总管炎症表现减轻，息肉较前明显缩小（图 11 - 6）。

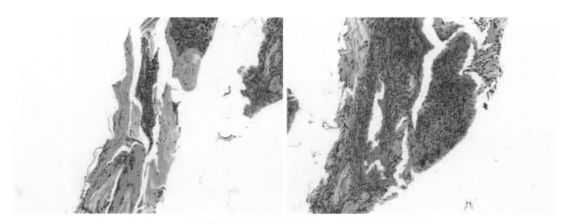

图 11 - 6 胆总管息肉活检病理提示少量黏膜组织慢性炎症

■ 讨论

胆管息肉多为炎性增生性息肉,通常合并胆管结石,或胆管内长期留置引流管,是胆管长期炎性刺激后形成,随着胆管炎症的改善,息肉也会逐步消退。本例患者反复发生胆总管结石,既往已行多次手术和 ERCP 取石治疗,此次使用 SpyGlass 内镜直接探查胆管,并配合激光碎石,成功将结石清除。同时还发现了常规影像学下未见的胆管息肉,并实施直视下活检,病理证实为炎性息肉。本病例突显出 SpyGlass 内镜在胆管结石诊断、治疗以及胆管新生物的定性诊断与评估中的重要性。

（冯亚东　刘洋　张胤秋　东南大学附属中大医院）

12. 胆管腺瘤

■ 病史摘要

患者男性，45岁，因"皮肤、巩膜黄染4个月"入院。入院后检查：总胆红素156 μmol/L，直接胆红素139.1 μmol/L，谷丙转氨酶70 U/L，γ-谷氨酰转移酶415 U/L；CA19-9 1919 U/ml，生长激素3944 pg/ml。MRI提示胆总管末端条片状异常信号影，近端肝胆管重度扩张，恶性病变不除外（图12-1）。完善各项检查后安排ERCP诊疗。胆管造影显示胆总管下段杯口状充盈缺损（图12-2），遂行SpyGlass内镜检查。

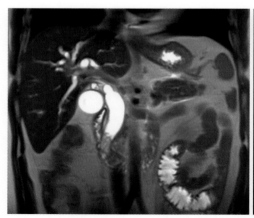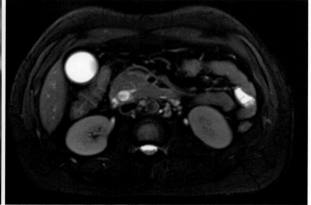

图12-1 胆总管末端见异常信号影，近端胆管重度扩张，胆囊体积增大

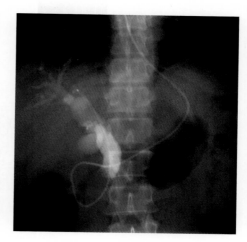

图 12-2 胆管造影显示胆总管明显扩张，最大直径约 1.8 cm，胆总管下段可见长约 1.5 cm 杯口状充盈缺损影

■ SpyGlass 内镜所见

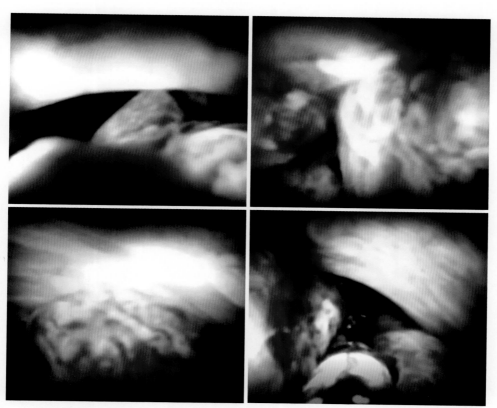

图 12-3 胆总管下段见一隆起性病灶，表面凹凸不平，可见绒毛状结构及迂曲扩张的血管，触之易出血，余胆管壁未见明显异常。用活检钳取新生组织送病理检查

■ 视频

胆管腺瘤（病例一）

■ 诊断

活检病理提示胆总管下段腺瘤，伴中度异型增生（图 12 - 4）。

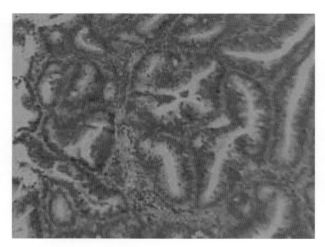

图 12 - 4 活检病理镜检，黏膜上皮伴炎症细胞浸润，局部腺体中度异型

■ 结果

患者遂接受手术治疗，术中探查见腹腔内无腹水，胆囊增大，肝脏淤胆明显，质中，全肝未见包块；胆总管直径约 1.6 cm。胰腺未扪及包块，胃肠未见明显异常。切除标本剖视，见

胆总管下端有一肿瘤约 1.5 cm×1 cm,质软,界限清楚。术后病检:腺瘤,局部高级别上皮内瘤变(图 12-5)。

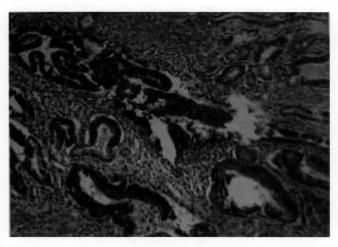

图 12-5 腺上皮由不规则的腺管状结构及丰富的纤维性间质构成,内衬柱状或立方上皮,细胞核圆而规则,部分细胞核大深染,为异型细胞

■ 讨论

　　本例患者以梗阻性黄疸为首发表现,梗阻部位位于胆总管末端。增强 CT 及磁共振无法提供明确诊断,单纯胆管造影提示胆总管占位,但仍无法明确性质。在 SpyGlass 内镜下见胆总管末端管壁不光滑,存在新生绒毛状突起,其表面有迂曲扩张血管,触之易出血,管腔相对狭窄。活检提示胆管腺瘤,可见中度异型。SpyGlass 内镜结果为手术提供了依据,最后手术病理证实为胆管腺瘤伴高级别上皮内瘤变。胆总管乳头状腺瘤是起源于胆总管黏膜上皮的良性肿瘤,有恶变倾向,早期发现并予以根治性切除可以为患者赢得良好的预后。胆总管乳头状腺瘤与胆管结石或胆管癌的鉴别,有时有一定困难,SpyGlass 内镜下直视观察以及精确活检十分重要,可为本病的早期发现和早期治疗提供有力的依据。

(吴乔　重庆医科大学第一附属医院)

病例二

■ 病史摘要

患者女性,54 岁,因"反复发热半年"入院。幼时因"胆总管囊肿"行"胆管十二指肠吻合术"。入院后检查:胆红素水平正常,谷丙转氨酶 80 U/L,谷草转氨酶 52 U/L,碱性磷酸酶 673 U/L,γ-谷氨酰转移酶 509 U/L;糖类抗原 19 - 9、癌胚抗原及甲胎蛋白均在正常范围。MRCP 提示肝内胆管重度扩张,肝外胆管显示不清(图 12 - 6)。EUS 显示肝外胆管全程扩张,胆管壁尚连续,管腔内见低回声占位,回声不均,血流不丰富,弹性呈蓝、绿色,以绿色为主,夹杂红色改变,提示病变质地较软(视频)。ERCP 发现胆肠吻合口(图 12 - 7),胆道造影肝外胆管内充满不规则充盈缺损影(图 12 - 8)。患者遂行 SpyGlass 内镜检查。

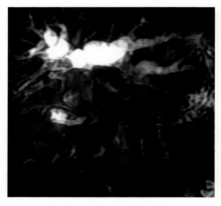

图 12 - 6 MRCP 提示肝内胆管扩张伴结石影,肝外胆管未显影,胆囊缺如

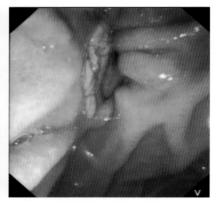

图 12 - 7 内镜可见胆管十二指肠吻合口,直径约 1.5 cm,开口外肠壁见黏膜扁平隆起,未见胶冻样黏液流出

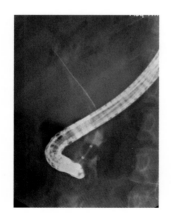

图 12 - 8 用球囊行胆管堵塞造影,肝外胆管仍显影不充分,可见区域胆管内不规则小充盈缺损影

■ SpyGlass 内镜所见

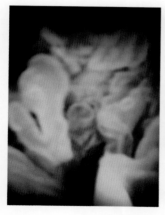

图 12-9 自肝外胆管近端至远端胆管探查，见胆管壁不平坦，有大量指状、乳头状和珊瑚状隆起，内可见血管核心

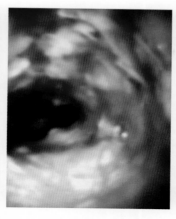

图 12-10 部分管壁表面可见溃疡及坏死脱屑

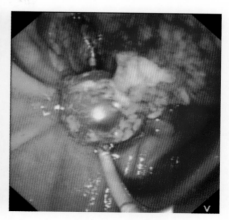

图 12-11 用气囊清理胆管，取出大量坏死组织

■ 视频

胆管腺瘤（病例二）EUS

胆管腺瘤（病例二）SpyGlass

■ 诊断

胆管活检病理提示"胆管慢性炎症，伴低级别上皮内瘤变"，结合患者病史考虑在先天性胆管囊状扩张的基础上，并发胆管内乳头状腺瘤，不除外局部癌变。

■ 结果

患者遂接受外科手术，发现右侧肝内胆管结石，肝外胆管肿瘤，行右半肝切除、胆总管囊肿切除、胆管十二指肠吻合切除、胆管空肠 Roux-en-Y 吻合。手术后病理：肝外胆管腺癌，中分化（图 12 - 12）；右肝内胆管结石，慢性胆管炎伴低级别上皮内瘤变。

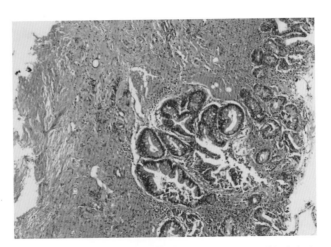

图 12 - 12 肝外胆管肿瘤组织排列呈腺管状，管腔内含有黏液，癌细胞呈立方或柱状，核大深染，考虑为腺癌，中分化

■ 讨论

本例患者患有先天性胆管囊状扩张症，有胆道手术病史，存在胆管长期慢性炎症，引起胆管上皮增生或瘤变的疾病基础，术前影像学检查无法确定胆管病变性质，因此行 SpyGlass 内镜管腔内直视探查＋活检非常必要。胆管内乳头状瘤（intraductal papillary neoplasm of the bile duct，IPNB）是一种少见的胆管肿瘤，以胆管腔内乳头状或绒毛状黏膜增生为特征性

表现，2010年世界卫生组织(WHO)消化系统肿瘤分类中将胆管内乳头状瘤作为独立的一组疾病列出。IPNB分为有分泌功能和无分泌功能两类。有分泌功能者占28%~37%，称为胆管内乳头状黏液性瘤，表现为扩张的胆管内乳头状黏膜增生及大量黏蛋白栓。无分泌功能者称为非黏液性IPNB，有乳头状或颗粒状黏膜结构，但没有典型的黏蛋白分泌。显微镜下，IPNB是由带有丰富血管核心的乳头状分叶结构组成；肿瘤上皮细胞的结构异型包括无异型、临界型、显著异型，后者可能与侵袭性癌有关。因此，IPNB被认为是胆管癌的癌前病变，需要积极应对。本例患者SpyGlass内镜可以观察到典型的指状、乳头状或珊瑚样黏膜突起结构，伴有核心部位见血管，内镜直视下活检提示低级别上皮瘤变，考虑为癌前病变，有进一步手术治疗的指征；术后病理证实病变已经发生癌变。

（王田田　胡冰　海军军医大学第三附属医院）

病例三

■ 病史摘要

患者男性，58岁，因"右上腹疼痛不适半月余"入院。入院后检验结果提示肝功能、肿瘤标志物CA19-9及CA50均未见明显异常。增强CT显示胆总管下端内一不规则软组织密度影(图12-13)。MRCP及增强MR提示胆总管下段占位伴胆管扩张(图12-14)。择期行

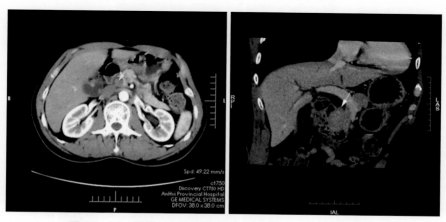

图12-13　增强CT显示胆总管下端腔内不规则软组织影

ERCP，内镜下乳头形态未见异常，胆总管造影显示下段管腔内附壁不规则充盈缺损影，以上胆管明显扩张（图 12 - 15）。为进一步明确诊断，行 SpyGlass 内镜检查。

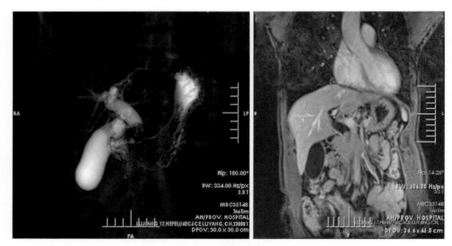

图 12 - 14 MRCP 及 MR 提示低位胆道梗阻及胆总管内占位

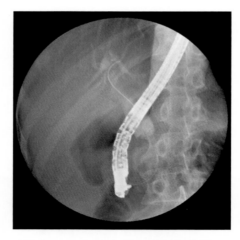

图 12 - 15 ERCP 显示胆总管下段梗阻

■ SpyGlass 内镜所见

SpyGlass 内镜下见中上段胆管管壁光滑，退镜至胆管下段，可见腔内生长的乳头状新生物，随冲洗液在管腔内漂浮（图 12 - 16）。

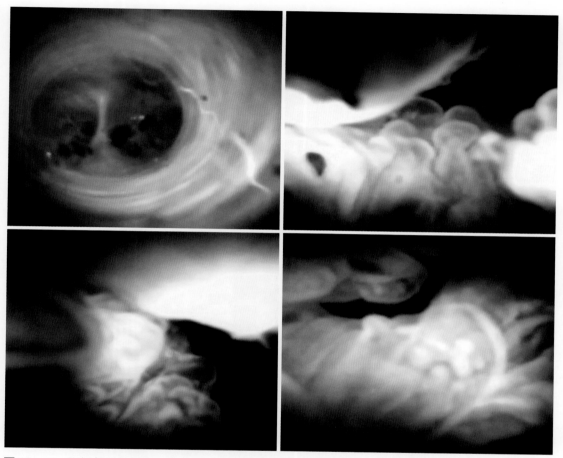

图 12 - 16　肝门部胆管扩张，管壁光滑，胆管腔内漂浮着许多胆泥，未见明显黏液；胆总管下段见一新生物，累及胆管全周，表面呈绒毛状隆起，透明柔软，大小形态不一，其内可透见增粗的血管丛

■ 视频

胆管腺瘤（病例三）

■ 诊断

胆总管下段占位(腺瘤可能)。

■ 结果

患者接受胰十二指肠切除手术。术后剖视标本,病变位于胆管下段管腔内,大小约 $2\,cm \times 2\,cm$,呈团块状,质软,附壁生长(图 12 - 17)。病理提示管状绒毛状腺瘤,伴腺体高级别上皮内瘤变,局灶癌变(高-中分化腺癌),胆管切缘未见肿瘤累及(图 12 - 18)。患者术后恢复良好。

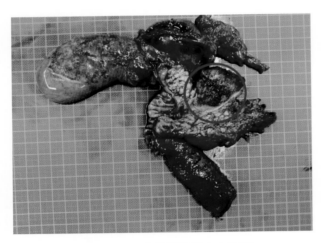

图 12 - 17　手术切除标本大体观

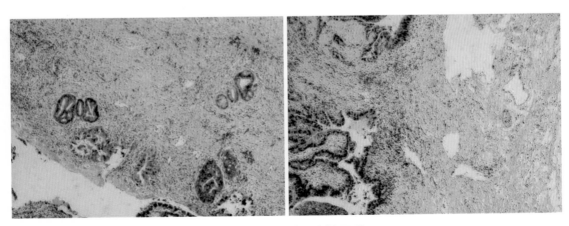

图 12 - 18　肿瘤标本镜下观

■ 讨论

胆管腺瘤多见于肝内胆管,肝外胆管腺瘤相对少见,根据组织类型分为管状腺瘤、绒毛状腺瘤和管状绒毛状腺瘤。早期临床症状多不明显,无特异性,通常表现为上腹部疼痛,消化不良。当瘤体增大引起胆道梗阻时,可出现间歇性黄疸和肝功能异常。影像学表现为胆管腔内病变,多偏于一侧附壁膨胀性生长,病灶边界清楚,边缘毛糙,呈"菜花状",管壁一般未见明显增厚。传统的影像检查较难术前确诊。本例患者在 SpyGlass 内镜下观察到管腔内乳头状新生物,边界清晰,呈"绒毛状"隆起,大小形态不一,质地柔软,无明显破溃、浸润等表现,因而考虑胆管腺瘤可能。术后病理证实为胆管管状绒毛状腺瘤,仅部分区域有早期癌变。本病例也提示我们,虽然胆管腺瘤侵袭性不强,多在管腔内生长,但仍可能发生癌变,应积极治疗。

(黄强　刘振　中国科学技术大学附属第一医院)

13. 胆管囊腺瘤

■ 病史摘要

患者女性,54岁,因"腹胀1个月,皮肤、巩膜黄染10余天"入院。入院检查:总胆红素72.0 μmol/L,结合胆红素48.8 μmol/L,谷丙转氨酶71 U/L,谷草转氨酶104 U/L。乙肝病毒表面抗原阳性,e抗原阳性,核心抗体阳性;高精度乙肝病毒核酸2.38×10³ IU/ml。肿瘤标志物CA12-5 195 U/ml,CA19-9 103 U/ml均轻度升高。自身免疫抗体阴性。MRCP:胆总管胰头上段狭窄,周围未见确切增多软组织影,以上胆管扩张(图13-1)。增强CT:胆总管胰头上段狭窄,局部未见强化结节及肿块影(图13-2)。完善各项检查后遂行ERCP及SpyGlass内镜检查。

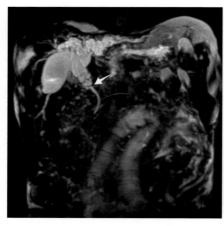
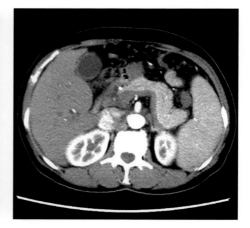

图 13-1 MRCP 提示胆总管胰头上段狭窄,以上胆管扩张

图 13-2 增强 CT: 胆总管胰头上段狭窄,局部未见确切强化的结节及肿块影

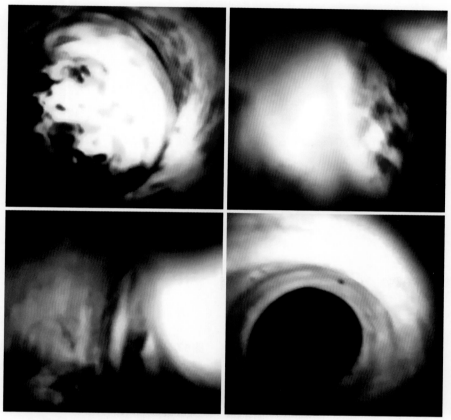

图 13 – 3 胆总管上段见一巨大椭球形病变，占据整个胆管腔；表面黏膜尚光滑完整，可见少量异常增粗的血管；管腔明显狭窄，内镜无法通过；胆总管下段未见明显异常

■ **视频**

胆管囊腺瘤

■ 诊断

胆总管占位。

■ 结果

患者接受手术治疗。术中发现肝门部沿肝总管可触及大小约 5 cm×3 cm×2 cm 的质硬包块,病变侵及肝左、右管汇合部及肝左管。术后解剖标本见肝总管腔内 5 cm×3 cm×2 cm 肿物,上端侵及肝左管起始部。术后病检:胆总管分泌型囊腺瘤(图 13-4)。免疫组化:CD10(+),ER(+),PR 弱(+),KI67 5%(+)。

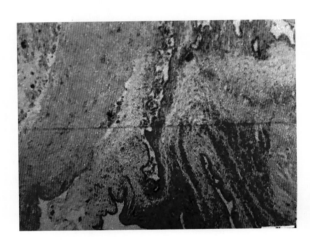

图 13-4 术后病理。 囊壁为纤维组织和少量平滑肌组织,基底膜上可见柱状上皮,分化尚好,无异型,部分上皮呈乳头状增生,可见黏液分泌

■ 讨论

胆管囊腺瘤极为少见,是一种具有潜在恶变倾向且较易复发的良性肿瘤,其起病缓慢,缺乏典型的临床症状。多数位于肝内胆管,发生于肝外胆管者较少。本病例以梗阻性黄疸为主要表现,肿瘤指标轻度升高,MRCP、增强 CT 均提示胆总管狭窄,但未见明确肿瘤病变。胆管造影亦仅见胆总管中上段梗阻,肝门部显示不清,肝内胆管不显影,仍然诊断不明。经过 SpyGlass 内镜探查,发现胆管腔内一个巨大的球形占位,表面黏膜完整伴少量血管扩张,考虑为肿瘤性病变。患者遂接受手术治疗,最终确诊为胆管囊腺瘤。本病例突显了 SpyGlass 内镜检查在不明原因胆管病变诊断中的重要性。

(吴乔 重庆医科大学第一附属医院)

14. 胆 管 癌

病例一

病史摘要

患者男性,53 岁,因"进行性黄疸 2 个月余,伴轻度食欲下降"入院。患者 6 年前曾因"慢性结石性胆囊炎"在外院行胆囊切除术,术后病理提示"胆囊局部癌变",后行腹部放射治疗。入院后检查:总胆红素 118.1 μmol/L,直接胆红素 96.31 μmol/L,谷丙转氨酶 35 U/L,γ-谷氨酰转移酶 886 U/L,糖类抗原 19-9、癌胚抗原及甲胎蛋白均在正常范围。MRCP 提示肝外胆管狭窄(图 14-1)。完善各项检查后安排 ERCP 诊疗,胆管造影显示胆总管近肝总管处狭窄(图 14-2)。

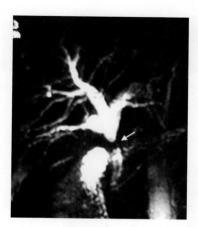

图 14-1 MRCP 提示胆总管与肝总管交界处狭窄(箭头),狭窄段长约 1.2 cm,狭窄以上肝内外胆管显著扩张,胆囊缺如

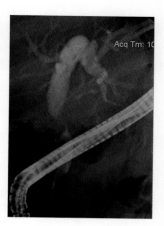

图 14-2 ERCP 显示胆总管与肝总管交界处不规则细线样狭窄,边缘尚光滑,狭窄以上肝内外胆管显著扩张

患者遂行 SpyGlass 内镜检查。

■ SpyGlass 内镜所见

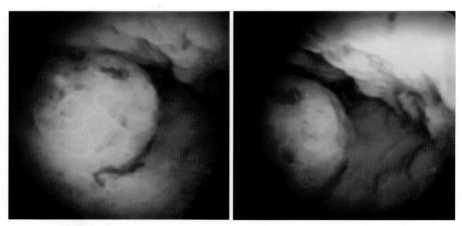

图 14-3 狭窄区域胆管壁表面不甚光滑，可见颗粒状隆起改变，狭窄段下缘见一球形肿物，大小约 0.4cm，表面呈"菜花样"改变

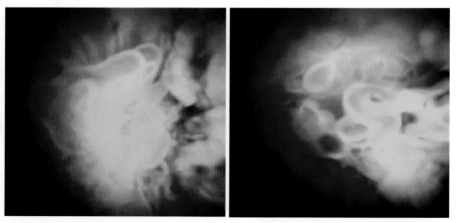

图 14-4 狭窄段胆管见多发绒毛状或指状隆起，对侧胆管壁高低不平，可见多发糜烂和破溃

■ 视频

胆管癌（病例一）

■ 诊断

病理提示胆管慢性炎症伴高级别上皮内瘤变(图 14-5)。

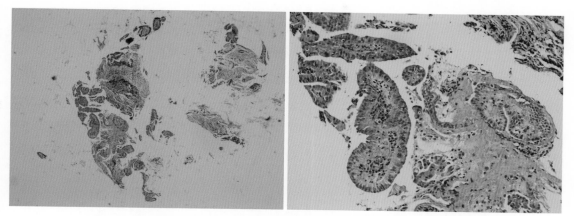

图 14-5 直视下活检,病理提示胆管慢性炎症,伴高级别上皮内瘤变

■ 结果

患者遂接受手术治疗,探查见胆总管中段不规则质硬肿块,壁厚,长度约 2 cm,肝左、右管分叉部未受侵,肝十二指肠韧带、幽门上方及胰腺上缘附近见多枚轻度肿大的淋巴结,无明显肝脏及腹腔转移,完成胆管癌根治性切除及胆肠 Roux-en-Y 吻合手术。病理为胆管腺癌,中度分化,侵犯管壁全层及神经组织,胆管上下切缘(一),胆管旁淋巴结(0/1)(图 14-6)。

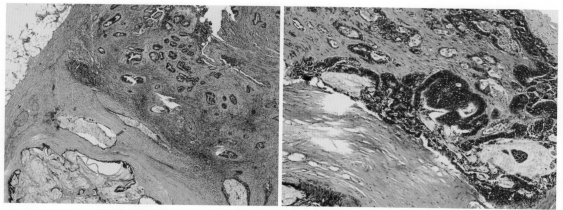

图 14-6 胆管癌组织排列呈腺管状,管壁内有黏液,癌细胞呈柱状或立法体,核大深染,异型明显

■ 讨论

本例患者以梗阻性黄疸为首发表现,梗阻部位为胆总管与肝总管交界水平,结合患者曾经有"意外胆囊癌"、胆囊切除手术、局部放射治疗等病史,客观上存在损伤性胆管狭窄(良性)、胆囊癌复发和新生胆管癌(恶性)等多种可能,及时准确的定性诊断十分关键,决定着治疗方案的确定,而单纯胆管造影尚不足以明确诊断,应用经口胆道镜进行直视精准检查显得十分必要。该患者在 SpyGlass 内镜下可见狭窄区域胆管壁不光滑,存在多发颗粒状、绒毛状、指状隆起,局部形成一球形肿物,部分区域可见糜烂、破溃,影像特点倾向于"恶性"表现,结合病理提示"高级别上皮内瘤变",高度怀疑为恶性胆管狭窄,这也为及时手术探查提供了依据,术后病理也证实这是一例新发的胆管腺癌。本病例突显了 SpyGlass 内镜在不明性质胆管狭窄诊断中的重要性。一项总结了 13 项临床研究的系统综述中,应用 SpyGlass 内镜诊断胆管狭窄的技术成功率为 91.3%,直视活检的成功率为 94.2%,而获得足够组织标本的机会为 82.3%[1]。在一项近期发表的荟萃分析中,应用二代 SpyGlass 内镜诊断不明性质胆管狭窄的敏感性为 94%(95% CI:89~97),特异性为 95%(95% CI:90~98)[2]。

(胡冰　董辉　海军军医大学第三附属医院)

参考文献

[1] Laleman W, Verraes K, Van Steenbergen W, et al. Usefulness of the single-operator cholangioscopy system SpyGlass in biliary disease: a single-center prospective cohort study and aggregated review [J]. Surg Endosc, 2017,31(5): 2223 - 2232.

[2] de Oliveira PVAG, de Moura DTH, Ribeiro IB, et al. Efficacy of digital single-operator cholangioscopy in the visual interpretation of indeterminate biliary strictures: a systematic review and meta-analysis [J]. Surg Endosc, 2020,34(8): 3321 - 3332.

病例二

■ 病史摘要

患者女性,46 岁,2 周前曾因"上腹痛"在当地医院就诊,考虑"急性胰腺炎",保守治疗 1 周症状无缓解转来本院。入院后查 CT:胰腺段内胆管狭窄,壁增厚(图 14 - 7)。完善各项检查后安排 ERCP 诊疗,胆管造影显示胆总管近肝总管处狭窄,遂接受第一次 SpyGlass 内镜检查。

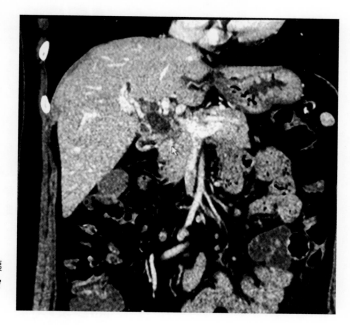

图 14 - 7 CT(冠状位)提示胆总管胰腺段狭窄、壁增厚强化(箭头),狭窄以上肝内外胆管显著扩张

■ SpyGlass 内镜所见

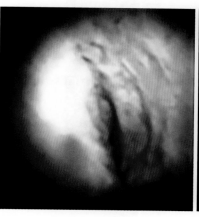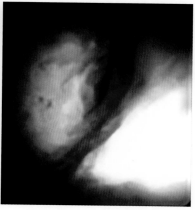

图 14 - 8 患者首次 SpyGlass 内镜检查,在狭窄区域见胆管壁表面尚光滑,略显凹凸不平,可见零星的血管网,未见明显溃烂或出血

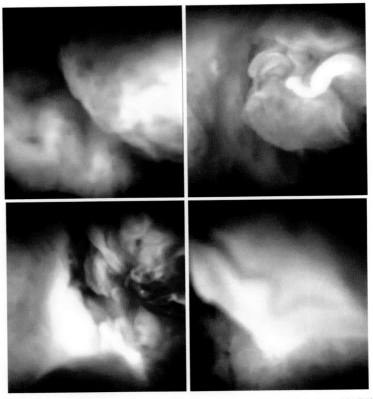

图 14-9 患者 2 个月后再次接受 SpyGlass 内镜检查，可见原狭窄区域有大块黏膜隆起，部分区域见绒毛状改变，并见坏死及出血，在黏膜表面可见扩张扭曲的血管

■ 视频

胆管癌（病例二）第一次 SPY 检查

胆管癌（病例二）第二次 SPY 检查

■ 诊断

患者第一次行直视下活检,病理提示少量腺上皮组织,细胞有中-重度异型(图 14 - 10)。第二次活检病理提示腺上皮核大深染,符合"腺癌"表现(图 14 - 11)。

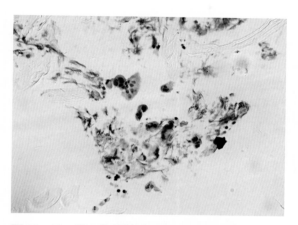

图 14 - 10　第一次活检病理提示重度异型增生

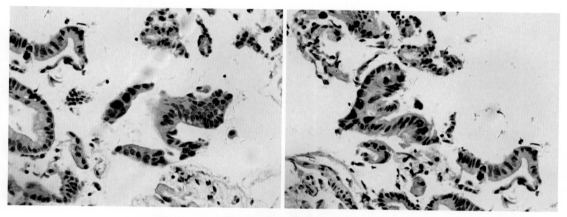

图 14 - 11　第二次活检病理提示符合"腺癌"

■ 结果

患者在外院接受 Whipple 手术,术后病理为"胆管腺癌",中度分化。

■ 讨论

本例患者首发症状类似"急性胰腺炎",无明显黄疸,梗阻部位为胆总管胰腺段水平。首次 SpyGlass 内镜检查发现胆管狭窄,但未见胆管癌的典型上皮表现,仅见少量轻度扩张的血管,第一次活检未发现肿瘤细胞。2 个月后复查,胆管上皮可见胆管黏膜不规则隆起,可见绒毛状、结节状和肿块型隆起,伴有坏死出血,新生血管增多,活检证实为腺癌。最终手术证实为胆管来源的腺癌,而病变局限,未发现淋巴结及远处转移。因而,SpyGlass 内镜下的一些细微变化及其精准活检,可以为早期胆管癌的诊断提供依据。

(王林恒　北京中医药大学东方医院)

病例三

■ 病史摘要

患者男性,70 岁,因"胆道支架引流术后 3 个月,发现肝门部可疑占位半个月"收入院。腹部 MRCP(图 14 - 12)示肝内胆管轻度扩张,伴周围淋巴结增大。糖类抗原 19 - 9(CA19 - 9)257.2 U/ml,总胆红素 40.5 μmol/L。遂行 ERCP 诊疗,胆道造影示肝门部与胆总管中上段不规则狭窄(图 14 - 13),进一步行 SpyGlass 内镜检查。

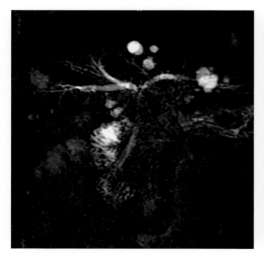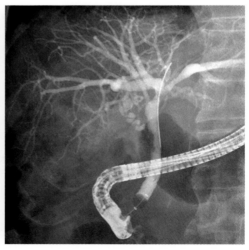

图 14 - 12　MRCP 示肝门区结节灶,增强扫描环形强化;肝内胆管扩张,伴周围淋巴结增大

图 14 - 13　ERCP 显示肝门部与胆总管中上段不规则狭窄

■ SpyGlass 内镜所见

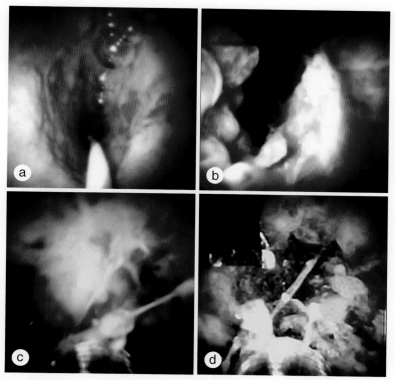

图 14-14 在狭窄段下缘可见管腔变小，管壁欠光滑，表面呈"颗粒样"改变，散在粗大的血管（a）；狭窄段胆管表面高低不平，见多发"结节样"隆起（b）；肝门区胆管见肿块生长，表面坏死糜烂，覆白色分泌物（c）；分支胆管开口狭小，内见少量黑色结石（d）

■ 视频

胆管癌（病例三）

■ 诊断

胆管癌。

■ 结果

在 SpyGlass 内镜直视引导下，多点取活检。后在肝左、右管内各置入一根塑料支架。活检病理确诊为胆管恶性肿瘤(图 14 - 15)。ERCP 术后当夜，患者突发急性下壁及前壁心肌梗死，经抢救无效死亡，未行尸检。

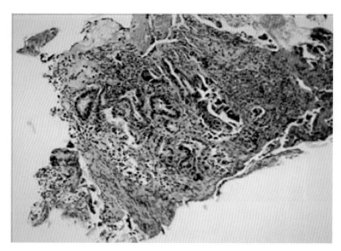

图 14 - 15　病理示局灶游离腺上皮呈中-重度异型增生，少许活检组织提示腺癌

■ 讨论

本例患者有上腹不适伴黄疸已逾 3 个月，检查发现肝门区胆管狭窄，但始终无法定性诊断。通过胆道镜直视观察，发现狭窄段胆管壁不光滑，可见颗粒样、结节状隆起，部分区域有新生肿块，同时坏死溃烂明显，符合恶性狭窄的特征。通过直视下靶向活检，最终证实为胆管腺癌。本病例突显了 SpyGlass 内镜对良、恶性胆管病变具有较高的诊断效能。一项国际多中心的临床研究显示，SpyGlass 内镜对 290 例次胆管病变的视觉判读，敏感性为 86.7%，特异性为 71.2%;组织活检的敏感性为 75.3%、特异性为 100%[1]。

（张桂信　大连医科大学附属第一医院）

参考文献

[1] Almadi Majid A，Takao I，Ho MJ，et al. Using single-operator cholangioscopy for endoscopic evaluation of indeterminate biliary strictures：results from a large multinational registry [J]. Endoscopy，2020,52：574 - 582.

病例四

■ 病史摘要

患者男性,68 岁,因"无痛性黄疸,伴轻度食欲下降"入院。检查：总胆红素 118.1 μmol/L, 直接胆红素 96.31 μmol/L,谷丙转氨酶 35 U/L,γ-谷氨酰转移酶 886 U/L,糖类抗原 19 - 9、 癌胚抗原及甲胎蛋白均在正常范围。CT 提示：肝门部密度增高影,胆囊管壁增厚水肿,肝内 胆管扩张,肝门部胆管结石梗阻可能(图 14 - 16)。完善各项检查后安排 ERCP,造影显示肝 总管处狭窄(图 14 - 17),患者遂接受 SpyGlass 内镜检查。

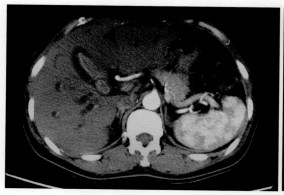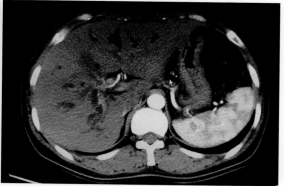

图 14 - 16 CT 提示肝门部胆总内组织影，不规则强化，肝内胆管显著扩张

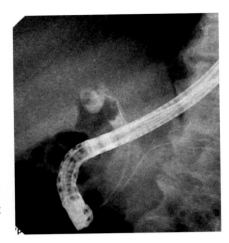

图 14 - 17 ERCP 显示肝总管可见充盈缺损影较规则，边缘尚光滑，造影剂不能通过

■ SpyGlass 内镜所见

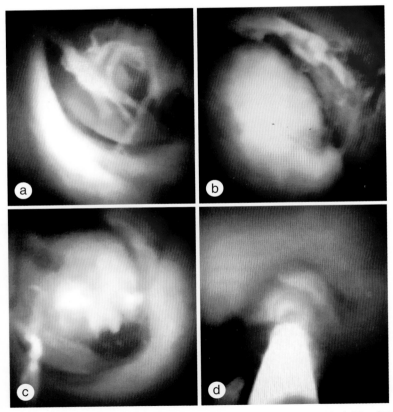

图 14 - 18 将 SpyGlass 内镜插入胆总管，管腔内可见团块状增生物，表面尚光滑，部分区域见坏死剥脱，内镜无法通过（a~ c）；经 SpyGlass 内镜通道插入激光共聚焦探头（6 点钟位置），对胆管内肿物进行显微扫查（d）

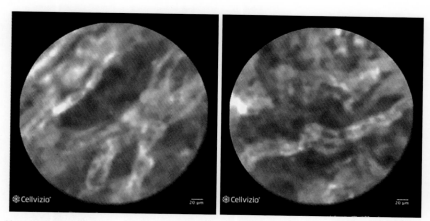

图 14－19　共聚焦显微内镜显示：新生物血供丰富，血管直径大于 20μm，可见不规则黑色团块，符合恶性胆管病变的特征

■ 诊断

肝总管癌。

■ 讨论

本例患者 CT 检查疑为胆管内结石致胆道梗阻，ERCP 造影也酷似结石的表现。借助 SpyGlass 内镜观察发现胆管腔内病变非结石，而是类球形的新生物；再结合激光共聚焦显微探头（pCLE）仔细观察，发现新生物血供丰富，具有恶性病变的特征，从而确立了肿瘤性病变的诊断，避免了贸然活检或取石所造成的出血风险。

（王林恒　北京中医药大学东方医院）

15. 转移性胆管癌

■ 病史摘要

患者男性,40岁,因出现黄疸5天入院。4个月前曾行腹腔肿瘤切除术,术后病理诊断"腹膜后 Castleman 病,肝门及门静脉周围淋巴结阳性"(图15-1),后采用联合化疗和激素辅助治疗,3个月前又因"梗阻性黄疸"行 ERCP 金属支架置入术。入院后检查:总胆红素 180.7 μmol/L,直接胆红素 157.3 μmol/L,谷丙转氨酶 141.6 U/L,γ-谷氨酰转移酶 1030.6 U/L,糖类抗原 19-9 72.3 U/ml,癌胚抗原 5.59 ng/ml,甲胎蛋白正常。腹部增强 CT 提示肝外胆管狭窄,胆管内见金属支架影(图15-2)。完善各项检查后进行 ERCP,见支架管腔内堵塞(图15-3),进一步行 SpyGlass 内镜探查。

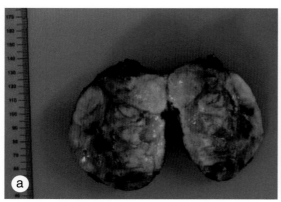

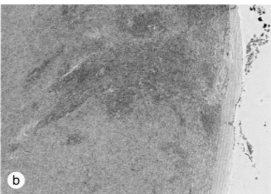

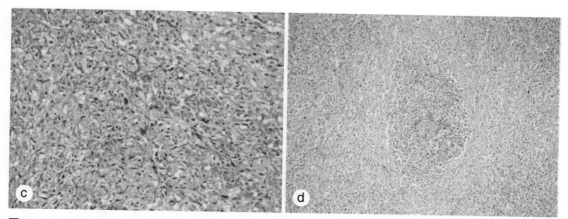

图 15－1 混合型 Castleman 病的病理特征。 a.肿瘤切面；b.肿瘤包膜；c.浸润性肿瘤细胞，具有明显异型性；d.生发中心可见杆状玻璃样改变

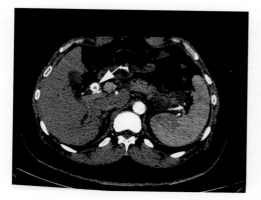

图 15－2 腹部增强 CT 显示胆道金属支架呈现环状高密度影，其内点状低密度，提示管腔内梗阻

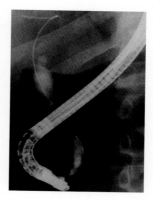

图 15－3 ERCP 可见原金属支架在位，支架内管腔见不规则充盈缺损影，支架以上肝内外胆管明显扩张

■ SpyGlass 内镜所见

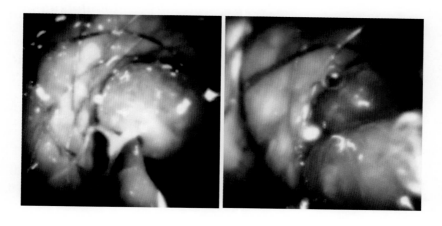

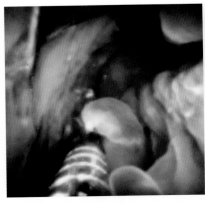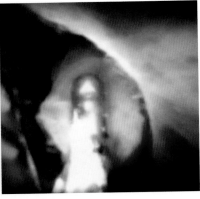

图 15-4 原金属支架贴附于胆管壁，支架的部分网格内可见球形组织增生隆起，绛紫色，表面隐约可见扩张的血管，部分区域尚见绒毛状结构，新生组织已将支架腔阻塞。 插入活检钳抓取新生组织

▨ 视频

转移性胆管癌

▨ 诊断

活检病理考虑为胆管黏膜慢性炎症（图 15-5）。综合 SpyGlass 内镜直视所见，结合临床病史，诊断为 Castleman 病伴胆管转移，支架阻塞。

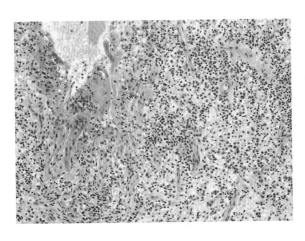

图 15-5 直视下活检病理，局部黏膜上皮消失，间质内大量淋巴细胞及浆细胞浸润，并见少许嗜酸性粒细胞，考虑黏膜慢性炎症

■ 结果

SpyGlass 内镜探查发现胆管腔内多发肿瘤样增生组织,故实施胆管腔内射频消融治疗,消融后用网篮及气囊取出大量坏死组织,再置入一根 10 mm×80 mm 无覆膜金属支架和一根 7Fr 直型鼻胆管,X 线显示为双支架(图 15 - 6)。在 6 个月的随访中,支架没有发生堵塞。

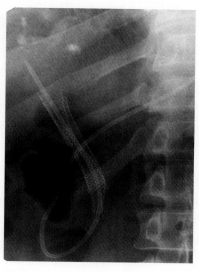

图 15 - 6 X 线显示在第一个金属支架内置入第二个金属支架,中上部两枚支架管壁间可见胆管壁增生组织

■ 讨论

Castleman 病(Castleman disease,CD)又称巨大淋巴结增生症或血管滤泡性淋巴组织增生,属原因不明的反应性淋巴组织增生性病变,主要累及浅表淋巴结及纵隔淋巴结。腹部 CD 较为少见,临床上除发现腹部肿块外常无特征性临床症状与体征,术前影像学常诊断为腹部肿瘤,尤其是与脏器关系密切时易误诊为癌,因此术后病理学检查成为主要诊断手段。该患者首次出现梗阻性黄疸时考虑局部淋巴组织增生压迫胆管,通过 ERCP 术置入金属支架,3 个月后再次出现胆道梗阻,影像学检查发现胆管支架内有软组织充填,不符合最初考虑的胆管外压性梗阻。为进一步明确诊断,于第二次 ERCP 术中进行 SpyGlass 内镜探查,发现

局部胆管黏膜增生隆起并通过支架网格间隙进入管腔，且胆管未见明显的外源性压迫。根据 SpyGlass 内镜直视下观察的结果并结合患者的临床表现，考虑是胆管黏膜恶性增生，与 CD 密切相关。此诊断未能得到病理学的支持，可能是由于 SpyBite 仅能采集病变区域的浅表组织，无法获得深层的肿瘤组织。一项多中心随机对照研究也证实，SpyGlass 内镜直视下诊断相比于组织活检对恶性肿瘤有更高的检出率（95.5%：68.2%）[1]。此外，Heng 等[2] 曾报道了 1 例 CD 引起梗阻性黄疸，术中胆囊冰冻切片显示梗阻性黄疸与 CD 的浆细胞浸润有关。胆管内射频消融治疗无法切除的肝外胆管肿瘤的有效性和安全性已经得到证实，通过 SpyGlass 内镜直视下行射频消融术治疗恶性胆道狭窄，既保证了安全，又提高了治疗成功率。

（刘凯　吉林大学第一附属医院）

参考文献

[1] Gerges C，Beyna T，Tang RSY，et al. Digital single-operator peroral cholangioscopy-guided biopsy sampling versus ERCP-guided brushing for indeterminate biliary strictures：a prospective，randomized，multicenter trial（with video）[J]. Gestrointest Endosc，2020,91(5)：1105－1113.

[2] Heng LZ，Ong KW，Chow PK. An unusual case of recurrent obstructive jaundice [J]. Gastroenterology，2011,140(5)：1401,1699.

16. 胆管癌栓

■ 病史摘要

    患者男性,56 岁,因"间断右上腹胀痛 2 年余,出现黄疸 2 周"入院。MRI 及 MRCP 提示:肝门部结构紊乱,肝右管起始部狭窄,右侧肝内胆管显著扩张(图 16 - 1)。实验室检查:糖类抗原 19 - 9(CA19 - 9)119.3 U/ml(正常值范围:0～27 U/ml),糖类抗原 125(CA125)46.12 U/ml(正常值范围:0～35 U/ml),总胆红素 299.2 μmol/L。行 ERCP 诊疗,胆道造影肝外胆管未见明显狭窄及充盈缺损影,左侧肝内胆管走行较紊乱,轻度扩张,右侧肝内胆管未显示(图 16 - 2)。进一步行 SpyGlass 内镜检查。

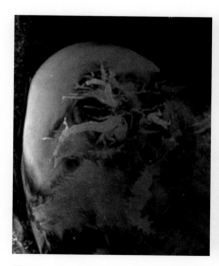

图 16 - 1 MRCP 示肝门部胆管梗阻,右肝内胆管扩张显著

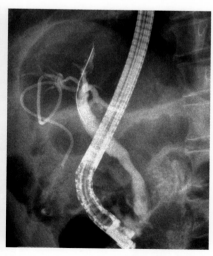

图 16 - 2 ERCP 肝外胆管显影良好,未见确切结石或占位影,右侧肝内胆管未显影

■ SpyGlass 内镜所见

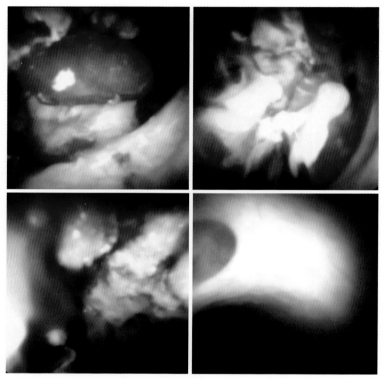

图 16-3　在肝左、右管分叉处管腔内充满大量杂乱的白色坏死组织及暗红色血凝块，进入右侧三级
胆管，胆管壁尚正常，管腔扩大

■ 视频

胆管癌栓

■ 诊断

直视活检找见恶性细胞,诊断为肝癌伴胆管内癌栓(图 16 - 4)。

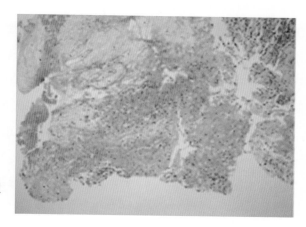

图 16 - 4 活检组织示增生的纤维组织内见散在核大深染的细胞

■ 结果

患者行手术治疗,术中探查见全肝淤胆表现,肝左叶萎缩,肝十二指肠韧带粘连严重,胆囊肿胀、质硬(图 16 - 5)。第二肝门处见肿瘤病灶,已完全侵犯左肝静脉及部分中肝静脉。完成左半肝＋左尾状叶切除及胆囊切除。病理:中-低分化肝细胞肝癌,累及肝被膜,MVI分级 M0,累及胆管,未见明确神经侵犯(图 16 - 6)。

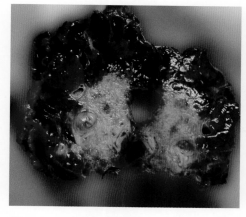

图 16 - 5 左肝肿物质硬,不规则形,最大径约 2.5 cm,切面灰白色,界限尚清

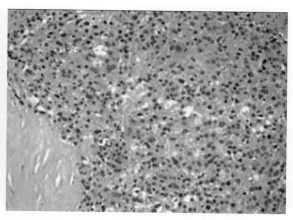

图 16 - 6 镜检示大量异型细胞取代正常肝细胞,细胞体积大,核大小不一,核仁明显,部分异型细胞胞质空亮,肝板结构消失

■ 讨论

患者有梗阻性黄疸,影像学检查未发现明显恶性征象。为明确诊断,应用胆道镜进行直视观察及靶向活检显得十分必要。该患者在 SpyGlass 内镜下可见肝门部区域有大量坏死软组织混有血凝块,表面可见粗大不规则血管。活检病理考虑恶性病变可能性大。手术探查所见、病理结果与 SpyGlass 内镜观察到的情况相符合。本病例突显了应用 SpyGlass 内镜定性诊断胆管病变的价值。一项最新的国际多中心临床研究,探讨了 SpyGlass 内镜对不明性质胆管狭窄的诊断效能,研究人员进行了 290 次视觉判读,敏感性为 86.7%(79.1%~92.4%),特异性为 71.2%(63.9%~77.7%);并且进行了 163 次组织活检,敏感性为 75.3%(65.0%~83.8%),特异性为 100%(95.1%~100%)[1]。一篇纳入 6 项研究的 Meta 分析显示,利用 SpyGlass 内镜对不明性质的胆管狭窄进行视觉判读的有效性,合并敏感性为 0.94(95% CI:0.89~0.97),合并特异性为 0.95(95% CI:0.90~0.98),最终准确性为 94%(95% CI:0.90~0.98)[2]。

(张桂信　大连医科大学附属第一医院)

参考文献

[1]　Almadi Majid A,Takao I,Ho MJ,et al. Using single-operator cholangioscopy for endoscopic evaluation of indeterminate biliary strictures:results from a large multinational registry [J]. Endoscopy,2020,52:574 - 582.

[2]　de Oliveira PVAG,de Moura DTH,Ribeiro IB,et al. Efficacy of digital single-operator cholangioscopy in the visual interpretation of indeterminate biliary strictures:a systematic review and meta-analysis [J]. Surg Endosc,2020,34:3321 - 3329.

17. 胆囊结石

■ 病史摘要

    患者女性,43岁,因"持续性上腹部胀痛6小时"入院。查体:皮肤、巩膜轻度黄染,上腹部压痛,其余无异常。实验室检查:白细胞计数$11.6×10^9$/L,中性粒细胞百分比0.769,谷丙转氨酶278.2U/L,谷草转氨酶606.4U/L,总胆红素30.9μmol/L,直接胆红素18.3μmol/L,糖类抗原19-9、癌胚抗原及甲胎蛋白均在正常范围。腹部CT:胆囊结石胆囊炎,胆总管下段结石,继发肝内外胆管扩张(图17-1,图17-2)。超声内镜检查提示胆囊炎、胆囊结石(图17-3),遂患者接受ERCP+SpyGlass内镜诊疗。

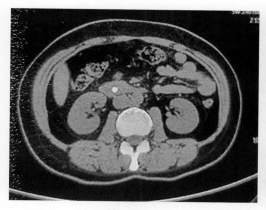 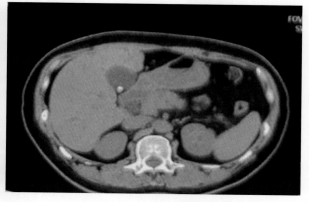

图17-1 胆总管下段可见一枚类圆形高密度影

图17-2 胆囊体积不大,囊壁略增厚,其内可见多个类圆形高密度影

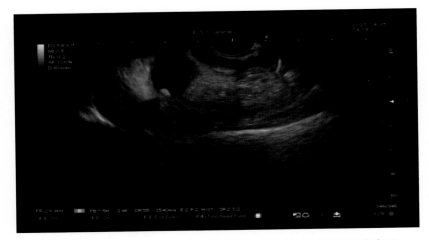

图 17 - 3　胆囊体积不大，囊壁略增厚毛糙，腔内可见强回声光团

▓ SpyGlass 内镜所见

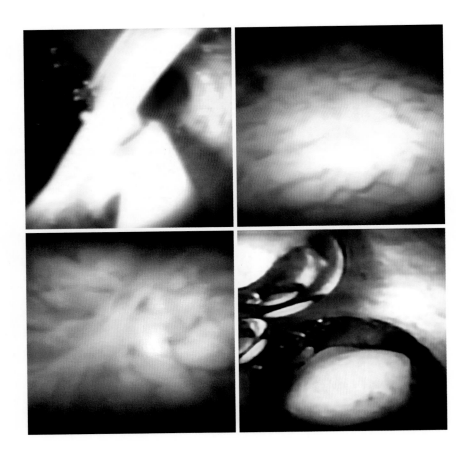

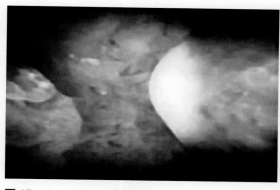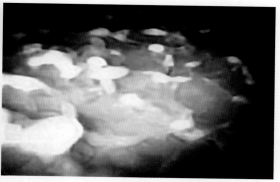

图 17 - 4 SpyGlass 内镜进入胆总管内，可见月牙形胆囊管开口（导丝所在）；胆囊内壁可见粗大的绒毛状结构，毛细血管网清晰可见；胆囊腔内见黄色椭圆形结石漂浮；在胆囊底部见黏膜绒毛状结构变薄紊乱，血管纹理不清，表面坏死脱落，胆囊腔内也可见脱落漂浮物，可能系胆囊慢性炎症的表现

■ **视频**

胆囊结石

■ **诊断**

胆囊炎，胆囊结石，胆总管结石。

■ **结果**

患者接受内镜下 ERCP 取石，后联合 SpyGlass 内镜进行胆囊探查，发现胆囊结石及胆囊炎性表现，应用甲硝唑溶液进行反复胆囊灌洗，以缓解胆囊炎症。

■ 讨论

传统的 ERCP 技术在治疗胆总管结石、胆管炎方面技术成熟,效果显著[1]。但由于胆囊颈管的结构细长扭曲,难以顺利进入胆囊腔内,无法对胆囊颈管或胆囊内的相关疾病作出精确的诊断和有效的治疗。SpyGlass DS 胆道镜可以清晰显示胆囊管开口,使得进入胆囊的机会大大提高,可以对胆囊病变实施直视观察和处理,为临床处理胆囊疾病提供了新的诊疗思路。

（王宏光　陶丽莹　吉林市人民医院）

参考文献

［1］Hungness ES，Soper NJ. Management of common bile duct stones ［J］. Gastrointest Surg，2006,10(4)：612－619.

18. 胆 囊 息 肉

■ 病史摘要

　　患者女性，61 岁，因"间断性上腹痛伴发热、寒战 4 天"入院。既往有右腿骨折手术和脑膜瘤手术病史。实验室检查：谷丙转氨酶 118.4 U/L，谷草转氨酶 41 U/L，总胆红素 38.8 μmol/L，直接胆红素 26.4 μmol/L。腹部 CT 示胆总管下段结石，肝内外胆管扩张，胆囊炎。超声内镜检查提示胆总管内结石，胆囊壁增厚，腔内未见明显异常（图 18-1）。患者接受 ERCP＋SpyGlass 内镜诊疗。

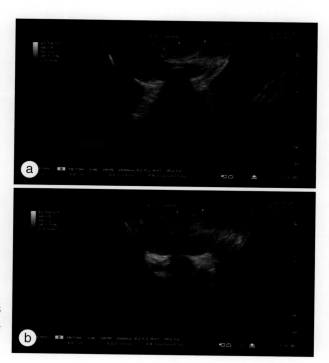

图 18-1　EUS 见胆总管下段一强回声光团，后方伴声影（a）；胆囊体积不大，壁略增厚，内无见异常回声（b）

■ SpyGlass 内镜所见

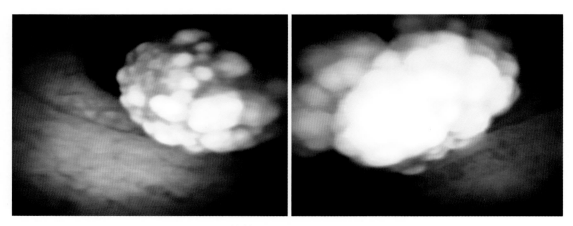

图 18-2　胆总管下段可见一黄色胆固醇性结石

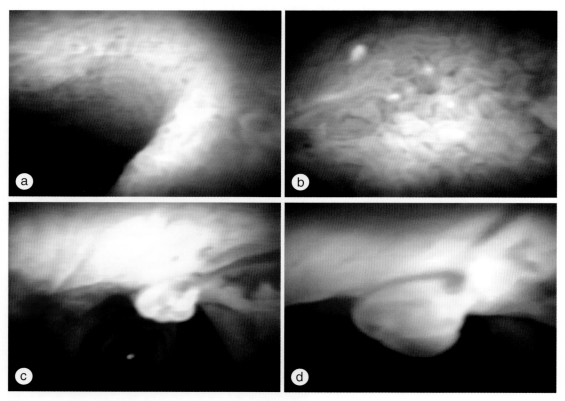

图 18-3　在导丝引导下进入胆囊，见胆囊颈部黏膜呈绒毛样结构，血管纹理清晰（a、b）；胆囊颈部可见一球形隆起，约 0.5 cm 大小，表面黏膜完整，呈分叶状，考虑增生性息肉（c、d）

■ 视频

胆囊息肉

■ 诊断

胆总管结石,胆囊息肉,胆囊炎。

■ 结果

患者在 ERCP 下将胆总管结石取出,术中 SpyGlass 内镜探查见胆囊颈部息肉,同时应用甲硝唑溶液及灭菌水灌洗胆囊。患者术后恢复良好。

■ 讨论

本例患者在胆总管下段发现一枚黄色胆固醇结石,考虑为继发性胆管结石,前期由胆囊内排出。SpyGlass 内镜探查发现胆囊管增宽,在导丝引导下顺利进入胆囊腔内,发现胆囊壁略水肿,胆囊黏膜基本正常,仅在胆囊颈部发现一枚小息肉,考虑炎性增生所致。新型SpyGlass 胆道镜的推出,不但提高了胆管疾病的诊断与治疗效果[1],而且也为胆囊疾病的临床诊断和治疗提供了新的思路。

（王宏光　陶丽莹　吉林市人民医院）

参考文献

［1］ Navaneethan U，Hasan MK，Kommaraju K，et al. Digital，single-operator cholangiopancreatoscopy in the diagnosis and management of pancreatobiliary disorders：a multicenter clinical experience（with video）［J］. Gastrointest Endosc，2016，84（4）：649 - 655.

19. 胆 囊 癌

=== 病例一 ===

■ 病史摘要

患者女性,58岁,因"反复腹痛伴皮肤、巩膜发黄10余天"入院。入院前曾在当地医院行ERCP取出胆总管结石,术中发现肝门部胆管狭窄,转入我院。入院后生化检查:总胆红素38.8 μmol/L,结合胆红素29.2 μmol/L,谷丙转氨酶105 U/L,谷草转氨酶80 U/L,碱性磷酸酶139 U/L,γ-谷氨酰转移酶231 U/L,糖类抗原19-9 370.9 U/ml。CT:肝内外胆管积气,胆总管壁稍增厚并强化,未见确切占位影;胆囊缩小壁增厚强化,考虑胆囊炎(图19-1)。完善检查后再次行ERCP,胆管造影显示肝总管处显影不佳,隐约间偏心性充盈缺损影,遂行SpyGlass内镜检查(图19-2)。

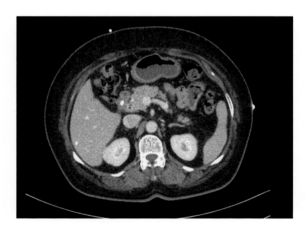

图 19-1 CT 示胆总管壁增厚并强化,未见确切占位影

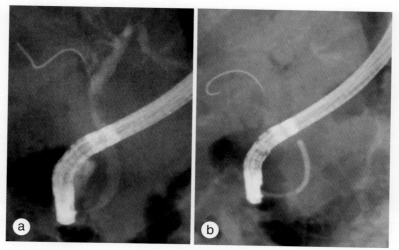

图 19-2 ERCP 造影肝总管处隐约见一偏心性充盈缺损影，范围 2 cm，肝内胆管扩张（a）；在 SpyGlass 内镜引导下将导丝超选至胆囊内，并进行镜检（b）

■ SpyGlass 内镜所见

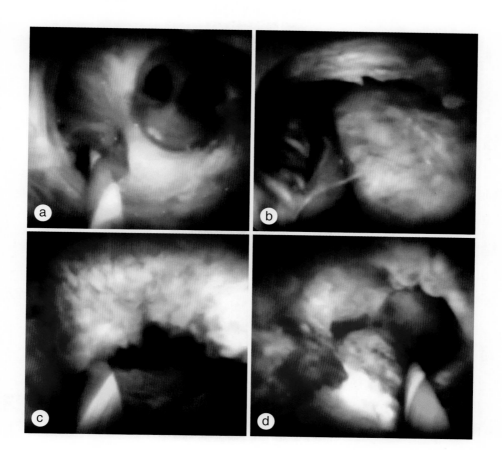

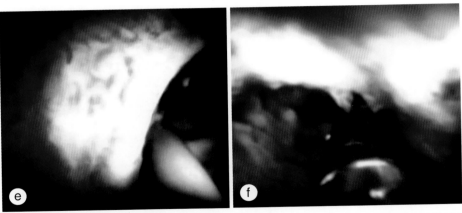

图 19-3 肝门部胆管轻度扩张，肝左、右管开口可见，未见新生物（a）；循导丝从胆囊管开口插入胆道镜观察（b），可见胆囊颈管处一巨大新生物，呈浸润性生长，表面高低不平，可见颗粒样和结节状改变，形态怪异，少数区域有坏死剥脱（c，d）；胆囊管区域受侵，局部可见新生迂曲扩张的血管（e）；插入活检钳直视取材（f）

■ **视频**

胆囊癌（病例一）

■ **诊断**

胆囊癌侵犯肝外胆管。

■ **结果**

患者原拟行胆囊癌根治术，但术前突发脑出血去世。活检病理报告：送检为少许纤维组织。

■ **讨论**

本例患者以梗阻性黄疸为首发表现，曾在院外行 ERCP 胆总管取石术，术中造影发现肝门部不明原因的狭窄。腹部 CT 检查及胆管造影均未能明确诊断。行 SpyGlass 内镜检查时从肝门部到胆总管末端均未见明显异常,于胆囊管内距胆总管汇合处约 2 cm 处发现新生物,呈浸润性生长,表面凹凸不平,形态多样怪异,并可见新生迂曲扩张的血管,符合镜下恶性肿瘤的表现。遗憾的是本例最终未能病理证实。胆囊癌通常发病较隐匿,多数胆囊癌患者就诊时已处于疾病的进展期,总体治疗效果欠佳。本例患者也为我们积累了经验,在胆总管检查未见明显异常时,应考虑进行胆囊管检查,为患者最大限度地排除隐患,同时也突显出 SpyGlass 内镜在诊治胆道系统病变中的重要性。

(吴乔　重庆医科大学第一附属医院)

病例二

■ 病史摘要

患者男性,74 岁,1 年前体检发现胆囊占位,行"胆囊癌根治术",术后未行化疗。1 个月前患者出现皮肤巩膜黄染,实验室检查:总胆红素 315 μmol/L;糖类抗原 19 - 9 >1 000 U/ml。影像检查提示肝门部胆管狭窄,伴肝内胆管扩张(图 19 - 4)。为进一步明确诊断,行 ERCP 检查(图 19 - 5),并行 SpyGlass 内镜直视观察胆管(图 19 - 6)。

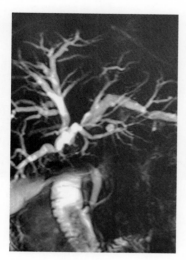

图 19 - 4　MRCP 提示:肝门部胆管狭窄,长度约 3 cm,左、右肝内胆管互不相通

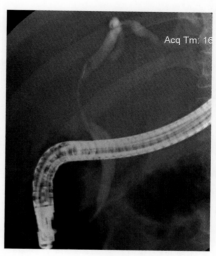

图 19 - 5　ERCP 所见:胆总管中下段未见异常,肝门部胆管可见一处长约 3 cm 的狭窄,左侧肝内胆管扩张,右侧肝内胆管未显影

■ SpyGlass 内镜所见

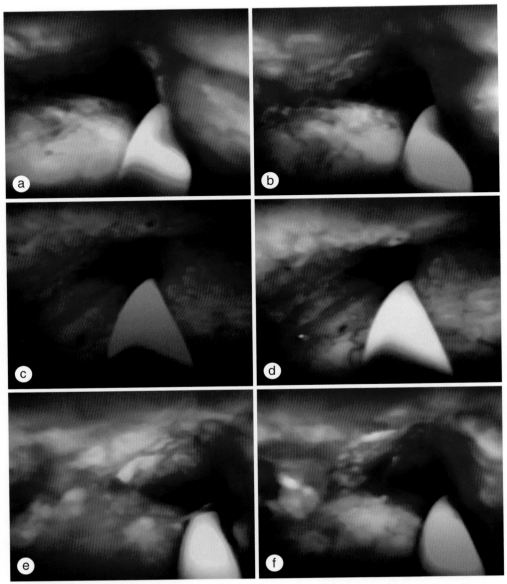

图 19 - 6 SpyGlass 内镜下见结节状突起（a，b），表面呈颗粒状改变，可见粗大扭曲的新生血管（c，d），黏膜质地松脆，易出血（e，f）

胆囊癌（病例二）

■ 诊断

胆囊癌术后复发侵犯肝门部胆管（图 19 - 7）。

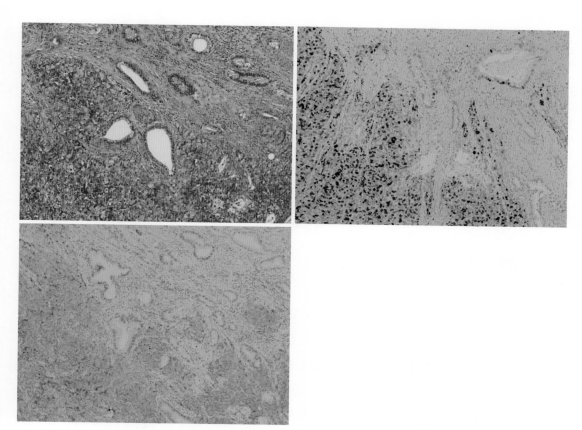

图 19 - 7　手术病理及免疫组化：混合性腺癌-神经内分泌癌，中度分化

■ 讨论

本例患者 1 年余前曾经行胆囊癌手术,再次出现胆管狭窄并合并重度梗阻性黄疸,胆管梗阻位置位于肝门部,诊断上需要考虑肿瘤复发(恶性)或胆管损伤性狭窄(良性)的可能。肿瘤标志物明显升高,首先考虑恶性狭窄;应用 SpyGlass 内镜直视观察病灶对确立诊断非常重要。SpyGlass 内镜下观察到黏膜粗糙,呈颗粒样和结节样改变,质地脆,易出血,可见扭曲粗大的新生血管等表现,符合恶性肿瘤的表现。笔者所在单位曾经开展一项研究评估 SpyGlass 内镜对性质不明胆管狭窄的诊断价值,共纳入了 66 例患者,结果显示 SpyGlass 内镜总体诊断敏感性为 100%,特异性为 90%,阳性预测值为 96%,阴性预测值为 100%。病变部位发现不规则血管,或质地松脆,易出血,是恶性狭窄最为常见的表现[1]。

(夏明星　钱尤雯　胡冰　海军军医大学第三附属医院)

参考文献

[1] 夏明星,胡冰.新型 SpyGlass 经口胆道镜对性质不明胆管狭窄的诊断价值[J].中华消化内镜杂志,2020,37(10):722-726.

═══ 病例三 ═══

■ 病例摘要

患者女性,56 岁,因"诊断胆囊癌 1 年,皮肤、巩膜黄染 1 个月余"入院。1 年前于外院行腹腔镜下胆囊切除术,术后病理提示胆囊癌,未行进一步治疗。入院后检查:总胆红素 263.4 μmol/L,直接胆红素 206.2 μmol/L,谷丙转氨酶 50 U/L,谷草转氨酶 33 U/L,碱性磷酸酶 210 U/L,γ-谷氨酰转移酶 75 U/L,甲胎蛋白 21.89 ng/ml,C-反应蛋白 3.75 ng/ml,糖类抗原 19-9 301.9 U/ml,糖类抗原 125 248.3 U/ml。MRCP 提示胆总管中段管腔明显狭窄近闭塞伴以上胆总管及肝内胆管显著扩张,肝内多发转移灶(图 19-8)。患者家属拒绝外科手术治疗,予介入行多次 PTCD 术,术后反复出现引流管移位、脱出,遂接受 SpyGlass 内镜检查。

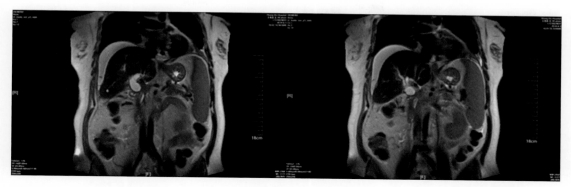

图 19-8 肝内胆管明显扩张, 胆总管中段管壁增厚, 管腔明显狭窄闭塞, 以上胆总管明显扩张, 胆总管较宽处约 1.6 cm, 下段管腔内可见高信号胆汁影

■ SpyGlass 内镜所见

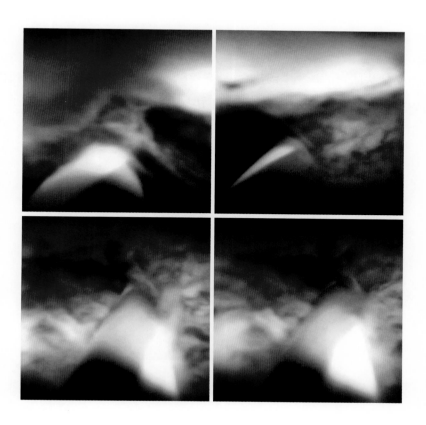

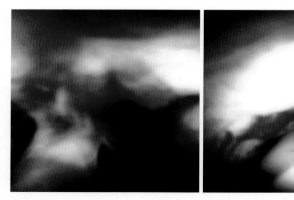

图 19 - 9 胆总管中段见管腔狭窄；上方胆管内见新生物，堵塞管腔，表面呈"颗粒状"，高低不平，可见明显扩张、迂曲的血管；部分区域病变表面见组织坏死剥脱；通过狭窄段探查胆总管上段及肝门部，见管腔扩张，管壁黏膜稍充血，未见新生物

■ 诊断

胆总管恶性狭窄，结合病史考虑胆囊癌累及胆管。

■ 结果

在内镜下用柱状球囊扩张狭窄部位后，沿导丝置入一枚 8 mm×100 mm 的金属支架，支架扩张良好，支架置入后见胆汁及胆泥排出（图 19 - 10），患者术后好转出院。

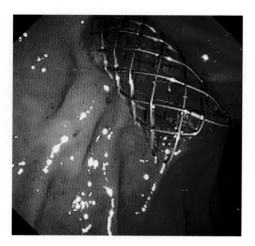

图 19 - 10 置入胆管金属支架

■ 讨论

　　SpyGlass 内镜直视下辨别炎症与肿瘤是区分良、恶性胆管狭窄的重要手段。恶性狭窄常表现为胆管内菜花样新生物或乳头状隆起,肿瘤黏膜表面可见异常扭曲或扩张的血管。有研究利用胆道镜通过评估狭窄来辨别恶性病变具有高敏感性[1,2],但对于胆管恶性病变的视觉改变并没有统一的医学标准,所以诊断结果存在较高的假阳性率[3]。临床上常用SpyGlass 内镜直视下活检病灶来加强诊断依据,一项包含 10 项研究 456 例患者的系统性回顾性研究显示,SpyGlass 内镜帮助诊断恶性胆管梗阻尤其是胆管癌的价值显著,其引导的活检的敏感性和特异性达到 66.2% 和 97%[4]。本病例为恶性胆道梗阻患者,通过 SpyGlass 内镜直视观察胆管内壁情况,可见胆管内新生物,表面新生血管丰富迂曲,因患者胆管炎、黄疸症状较重,未予取活检,因患者既往胆囊癌病史,且未行根治性切除或进一步治疗,所以考虑胆囊癌转移引起的胆管恶性病变。

(冯亚东　刘洋　张胤秋　东南大学附属中大医院)

参考文献

[1] Fukuda Y，Tsuyuguchi T，Sakai Y，et al. Diagnostic utility of peroral cholangioscopy for various bile-duct lesions [J]. Gastrointest Endosc, 2005, 62: 374–382.

[2] Itoi T，Sofuni A，Itokawa F，et al. Peroral cholangioscopic diagnosis of biliary-tract diseases by using narrow-band imaging (with videos)[J]. Gastrointest Endosc, 2007, 66: 730–736.

[3] Parsi MA. Peroral cholangioscopy in the new millennium [J]. World J Gastroenterol, 2011, 17(1): 1–6.

[4] Navaneethan U，Hasan MK，Lourdusamy V，et al. Single-operator cholangioscopy and targeted biopsies in the diagnosis of indeterminate biliary strictures: a systematic review [J]. Gastrointest Endosc, 2015, 82(4): 608–614.

20. 慢性胰腺炎

═══ 病例一 ═══

■ 病史摘要

　　患者女性,16岁,因"反复上腹部疼痛不适两年,加重两个月"入院。B超提示胰管扩张 12 mm,走形迂曲,内见 32 mm×7 mm 大小的低回声区,随体位改变而移动。增强 CT 提示胰管扩张(图 20-1)。MRCP 提示胰头部胰管内见结节状低信号,主胰管明显扩张、迂曲,局部内径达 1.5 cm,管内信号欠均匀(图 20-2)。择期实施 ERCP,经主乳头插管造影主胰管全程显影,胰管明显扩张(图 20-3)。为进一步明确诊断,行 SpyGlass 内镜探查。

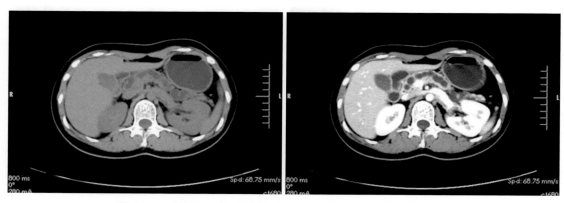

图 20-1　增强 CT 提示胰管扩张呈"串珠状",胰腺实质萎缩

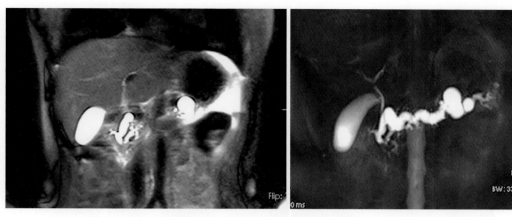

图 20 - 2 MRCP 提示胰管扩张扭曲

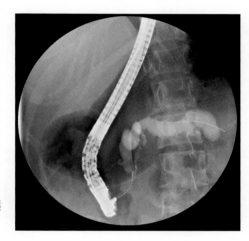

图 20 - 3 ERCP 造影显示主胰管重度扩张，分支胰管僵硬

■ SpyGlass 内镜所见

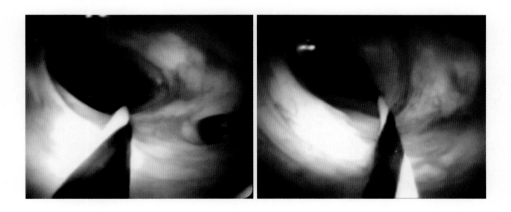

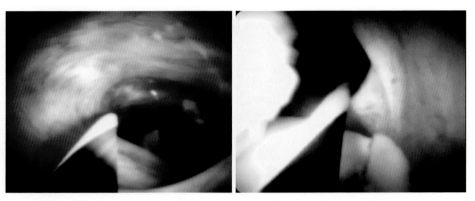

图 20 - 4 主胰管显著扩张，管壁尚光滑呈淡棕色，充血明显，血管纹理不清晰，分支开口可见；腔内见多枚白色胰石

■ 视频

慢性胰腺炎(病例一)

■ 诊断

慢性胰腺炎,胰管扩张伴胰石形成。

■ 结果

内镜用取石球囊及网篮取出大量蛋白栓样结石,放置 7 Fr×9 cm 胰管塑料支架(图 20 - 5)。

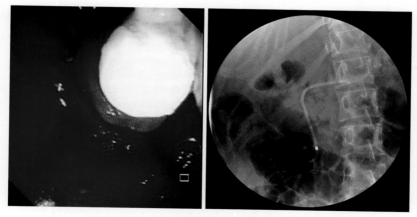

图 20 - 5 取出胰管内结石,放置胰管支架

■ 讨论

  胰管扩张常见于多种胰腺疾病,临床有时难以鉴别。此患者年轻,既往无确定的胰腺炎病史。从传统影像学观察,胰管全程扩张,胰头区域可见看到主胰管及分支胰管并行,诊断慢性胰腺炎的同时,不能排除 IPMN 的可能,也不除外胰腺分裂症的可能。ERCP 检查发现主、副乳头开口均无增大,无黏液排出,经主乳头插管造影显示整个主胰管,排除了胰腺分裂症的可能。再通过 SpyGlass 内镜观察,胰管管壁光滑,无新生物,腔内可见结石漂浮,无明显黏液,进一步排除了 IPMN,最终确诊为慢性胰腺炎、胰管结石。此外,慢性胰腺炎患者的胰管表面色泽较正常胰管深,血管纹理不清晰,充血明显,是长期慢性炎症的表现。本病例充分体现了 SpyGlass 内镜在胰管扩张相关疾病鉴别诊断的价值,较传统影像学检查更具优势。

(黄强 刘振 中国科学技术大学附属第一医院)

病例二

■ 病史摘要

  患者女性,50 岁,因"反复上腹部伴腰背部胀痛不适 8 年"入院。既往因"胆囊结石"行

"胆囊切除＋胆管探查术"，术后出现上述症状并逐渐加重。入院后检查：肝功能、肿瘤指标正常，类风湿因子(RF)显著升高(320 IU/ml)，其余免疫球蛋白水平正常，血淀粉酶轻度升高122 U/L。MRCP示肝外胆管扩张，胰管扩张(图 20 - 6)。EUS 探查示胰腺实质增粗，主胰管狭窄段光滑，呈对称性增厚，管壁回声无增强，狭窄上游主胰管显著扩张(图 20 - 7)。ERCP 示胰头段胰管轻度扩张，最大径 5 cm，胰颈段胰管呈细线样狭窄，长约 1.0 cm，周边分支胰管轻度扩张，远端胰管显著扩张，直径约 1.2 cm。因角度关系，导丝反复进入主胰管狭窄段旁扩张的分支胰管(图 20 - 8)。为明确胰管狭窄性质并进一步治疗，遂行 SpyGlass 内镜探查。

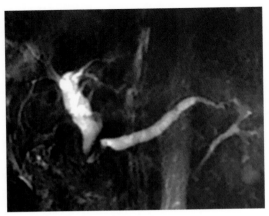

图 20 - 6 MRCP 示肝外胆管扩张，主胰管头段狭窄，其上游主胰管扩张，分支胰管轻度扩张

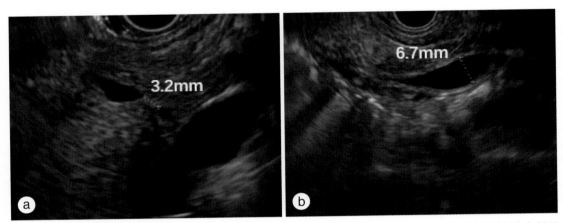

图 20 - 7 a.主胰管狭窄段长 3.2 mm，狭窄段光滑，呈对称性增厚，壁厚 4 mm。狭窄段管壁内部呈均匀等回声改变，管壁回声无增强；b.狭窄远端胰管扩张，约 6.7 mm

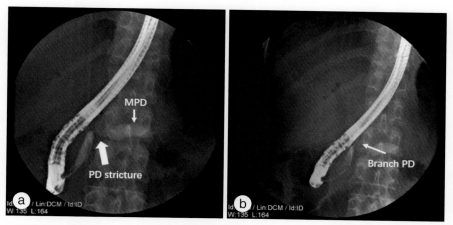

图 20 - 8 a.胰头段胰管扩张，胰颈段胰管呈细线样狭窄，周边分支胰管轻度扩张，狭窄上游主胰管显著扩张；b.因角度关系，导丝反复进入主胰管狭窄段旁扩张的分支胰管

■ SpyGlass 内镜所见

镜下见主胰管壁光滑，未见黏膜增生或新生物，管壁黏膜轻度充血；可见一狭窄口，表面光滑，旁边可见分支胰管开口。直视下超选导丝，越过狭窄段至主胰管远端(图 20 - 9)。

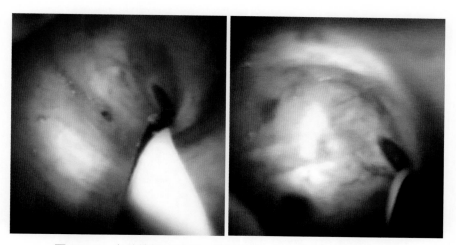

图 20 - 9 主胰管管壁光整，色泽正常，狭窄段见分支胰管开口

■ 诊断

慢性胰腺炎合并主胰管狭窄。

■ 结果

导丝超选到体尾部主胰管后,用7F金属扩张器扩张胰管狭窄口,然后置入1根7F×9 cm单猪尾胰管塑料支架越过狭窄环。术后1年来院复查,再次置入一根全覆膜金属支架支撑治疗。1年后拔除支架,主胰管狭窄明显缓解,症状改善。目前患者仍在随访中,主胰管狭窄无复发。

■ 讨论

主胰管狭窄是慢性胰腺炎的重要影像学特征之一,常需要与恶性胰管狭窄相鉴别。本患者虽然病史较长,但仍要除外胰腺恶性肿瘤的可能,因此进一步行SpyGlass内镜探查非常必要。恶性胰管狭窄常表现为管壁不规则隆起、管腔非对称性狭窄或完全阻塞、黏膜表面不规则、质脆易出血,发红或糜烂、血管扭曲扩张。另外,SpyGlass内镜还可以在直视下调整角度,辅助超选导丝通过狭窄段,减少不必要的X线照射时间。

（王田田　胡冰　海军军医大学第三附属医院）

21. 胰腺导管内乳头状黏液性肿瘤

━━━━ 病例一 ━━━━

■ 病史摘要

　　患者男性,66 岁,因"上腹痛伴腹胀 4 个月余"就诊。实验室检查血常规、生化系列、肿瘤标志物未见明显异常。MRCP 提示：胰管扩张及胰管内异常信号影,考虑导管内乳头状黏液性肿瘤(图 21－1)。为进一步明确诊断行 ERCP,胰管造影显示胰体、尾部胰管扩张,胰头部主胰管旁可见一囊腔样结构,内可见充盈缺损(图 21－2)。

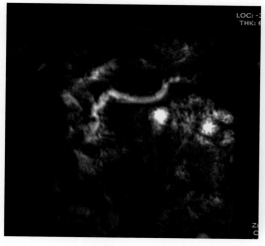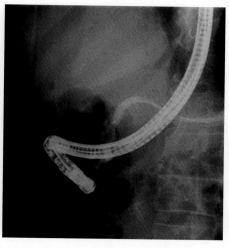

图 21－1 MRCP 显示主胰管全程扩张,胰头部胰管内见乳头状低信号影

图 21－2 胰管造影显示主胰管明显扩张,头部见不规则囊状结构,内部结构紊乱

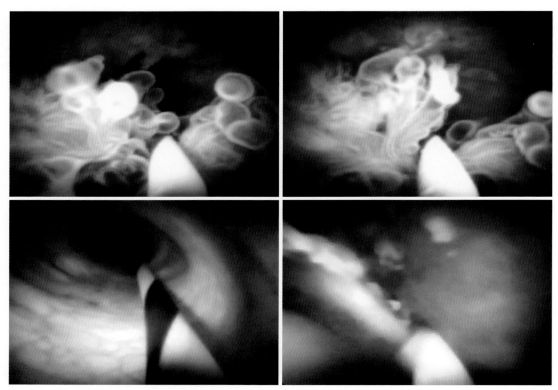

图 21 - 3 在胰头部主胰管的腹侧见一菜花样隆起,范围约 1.5 cm,表面黏膜呈"鱼卵状"或"绒毛状",质软漂浮,无明显破溃。体、尾部胰管扩张,管壁尚光滑完整;管腔内见少量黏液及絮状物

■ **视频**

胰腺导管内乳头状黏液性肿瘤(病例一)

■ 诊断

胰腺导管内乳头状黏液性肿瘤（IPMN）。

■ 结果

患者拒绝手术治疗，术中放置 2 根 5 Fr×7 cm 胰管支架，症状明显改善，定期随访中。

■ 讨论

IPMN 是一类由胰管内分泌黏液的上皮细胞增殖形成的病变，与胰腺癌关系密切，是胰腺癌的癌前病变之一。IPMN 分为主胰管型（main duct IPMN，MD-IPMN）、分支胰管型（branch duct IPMN，BD-IPMN）及混合型（mixed type IPMN，MT-IPMN）。本例患者 ERCP 造影提示主胰管旁不规则囊性病变，而 SpyGlass 内镜检查主胰管内可见少量乳头状病变，及少量黏液存留，提示为 MT-IPMN 可能。对于 MT-IPMN，目前的共识认为可以密切随访，必要时行手术治疗；对于无症状的 BD-IPMN 患者可以进行长期随访，多数患者病情无明显进展[1-3]。

（侯波　彭鹏　山西省人民医院）

参考文献

［1］ Anaka M，Femandez-del Castillo C，Adsay V，et al. International consensus guidelines 2012 for the management of IPMN and MCN of the pancreas ［J］. Pancreatology，2012，12（3）：183－197.

［2］ Obayashi G，Fujita N，Maguchi H，et al. Natural history of branch duct intraductal papillary mucinous neoplasm with mural ［J］. Pancreas，2014，43（4）：532－538.

［3］ 刘庆，蒋建霞. 内镜技术在胰腺导管内乳头状黏液性肿瘤诊疗中的研究进展［J］. 世界华人消化杂志，2014，22（23）：3416－3423.

病例二

■ 病史摘要

患者男性,51岁,因"反复上腹部疼痛不适3个月余,再发10余天"入院。3个月前无明显诱因下出现腹部疼痛不适,无畏寒发热及眼黄尿黄,MRCP提示主胰管轻度扩张(图21-4),诊断为胰腺导管内乳头状黏液性肿瘤(IPMN,主胰管型),行ERCP下球囊清理及胰管支架引流,术后患者腹痛缓解。10余天前再次腹痛发作,伴畏寒、发热。入院后检查结果提示肝功能、血淀粉酶、肿瘤标志物CA19-9未见异常,尿淀粉酶859 IU/L。增强CT提示胰管扩张。增强MRI提示胰管内软组织结节伴有胰管扩张,考虑IPMN(图21-5)。为明确诊断,行SpyGlass内镜检查。

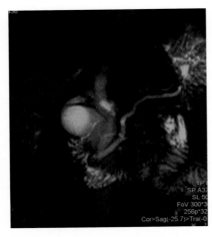

图21-4 外院MRCP示胰管扩张,胆管扩张

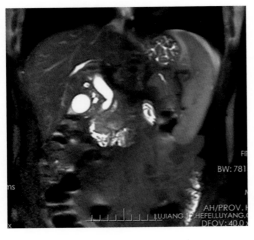

图21-5 增强MRI提示胰管内软组织结节伴有胰管扩张

■ SpyGlass 内镜所见

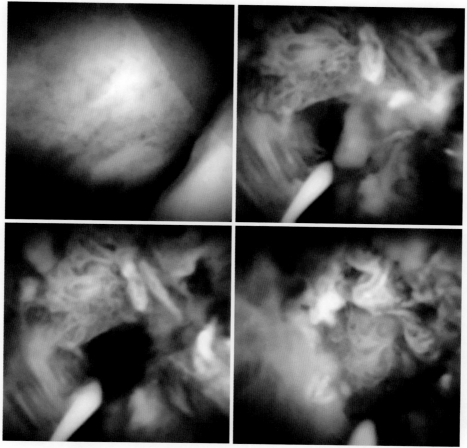

图 21 - 6 体、尾部主胰管扩张，管壁尚光滑，腔内未见明显黏液。 在胰头部可见一隆起性新生物，结构杂乱，侵及管腔全周，表面可见明显坏死剥脱。 局部区域尚可见少量绒毛状结构，内见粗大血管

■ 视频

胰腺导管内乳头状黏液性肿瘤（病例二）

■ 诊断

导管内乳头状黏液性肿瘤(IPMN,主胰管型)。

■ 结果

患者接受手术治疗,术中探查胰管扩张,管腔可见少许黏液,切除标本后沿胰管直视,管腔内见团块状新生物,质地软(图 21-7)。镜下见肿瘤细胞管腔内生长,小管状-乳头状结构,上皮无过度黏液分泌,伴有重度异型增生,局灶浸润性生长。病理诊断为胰腺导管内乳头状瘤伴浸润性癌(图 21-8)。

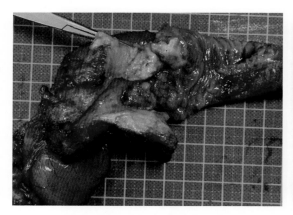

图 21-7 术后切除标本

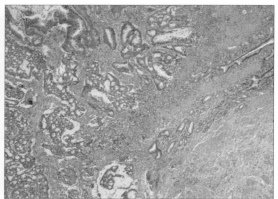

图 21-8 病变镜下表现

■ 讨论

2019 版 WHO 消化系肿瘤分类中,在胰腺导管内肿瘤中增加了胰腺导管内管状乳头状瘤(intraductal tubulopapillary neoplasm,ITPN),其具有导管内管状和乳头状生长方式,可伴有很少囊性变、重度不典型增生及导管上皮分化、细胞内外黏液分泌少等特点,在生长方式、黏液分泌及免疫组织化学表达等方面与 IPMN 有所不同,但在发生部位和形态学都极为相似,仅通过影像学检查难以鉴别,临床上往往仍诊断为 IPMN。本例患者从影像学及术后大体标本观察,符合导管内乳头状生长,无囊形变及黏液分泌少等特点,最终病理确诊为

ITPN。虽然常规影像检查已怀疑IPMN，但临床仍缺乏证据，经过SpyGlass内镜观察发现主胰管内新生物，环周性生长，绒毛状结构已破坏，有明显坏死、浸润的特征，高度怀疑已有恶性变，为手术治疗提供了依据。最终手术病理也证实其为浸润性癌。由此可见，SpyGlass内镜对于胰管内病变的评估有很好的准确性，可以作为危险因素评估的一项重要检查手段。

（黄强　刘振　中国科学技术大学附属第一医院）

病例三

■ 病史摘要

患者女性，48岁，因"反复发作上腹部疼痛"转至本院。入院查体：皮肤、巩膜无黄染，腹平软，上腹部轻度压痛。肝功能、淀粉酶、肿瘤标志物、IgG4均无异常。影像学显示胰管重度和胰腺实质萎缩，胰管内有多枚阳性结石，最大者直径约$1.0\,cm \times 1.0\,cm$（图21-9）。先后进行了3次ERCP诊治，首次胰管造影发现主胰管头段狭窄，体尾部胰管重度扩张，内抽出大量脓性胰液，并见大量胰管结石，于是放置了覆膜金属支架进行胰管狭窄的支撑引流（图21-10）。1个月后再次行ERCP，移除支架后取出大量胰管结石（图21-11）。但患者出院后仍然症状复发，遂使用SpyGlass内镜直视观察。

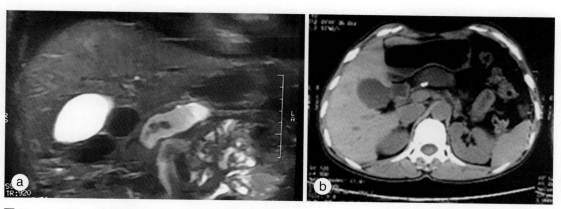

图21-9　MRI：胰管明显扩张，内可见多枚充盈缺损影（a）。　CT：胰腺实质萎缩，体尾部胰管明显扩张，内有多枚阳性结石（b）

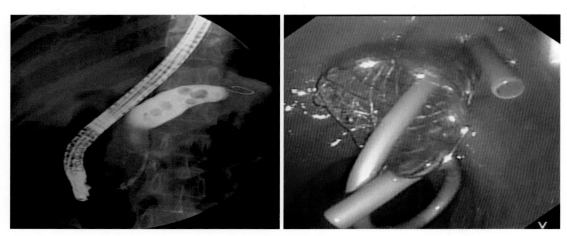

图 21 - 10 第一次 ERCP 发现主胰管头段明显狭窄，长度约 3 cm；胰管内抽出大量脓性胰液，涂片可见大量脓细胞，培养结果为嗜水气单胞菌和摩根杆菌。 在胰管内放置一根 10 mm × 60 mm 全覆膜金属支架

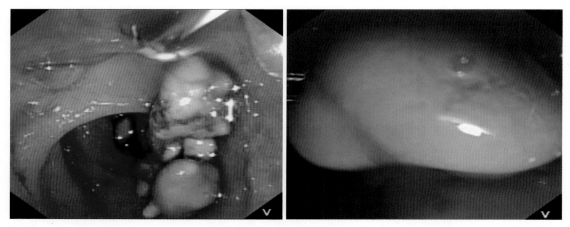

图 21 - 11 第二次 ERCP 中取出全覆膜金属支架，可见胰管狭窄已缓解；采用网篮和球囊完整取出大量胰管结石

■ SpyGlass 内镜所见

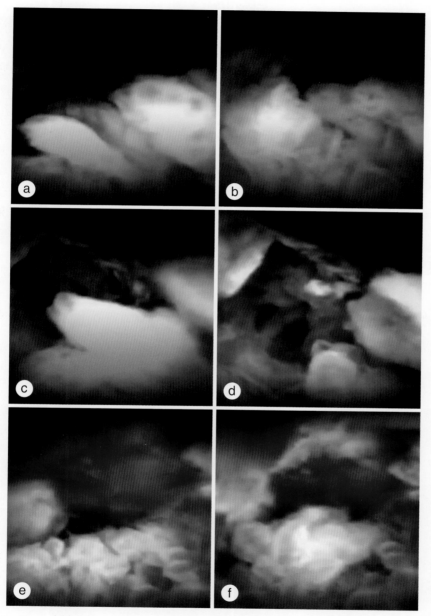

图 21-12 SpyGlass 内镜观察，发现头部主胰管内可见隆起性病灶，表面呈绒毛状或鱼卵状，未见明显黏液（a，b）；局部正常黏膜结构消失，部分区域结构紊乱，可见组织坏死（c，d）；也可见菜花样肿块，质地松脆，容易出血（e，f）

■ 视频

胰腺导管内乳头状黏液性肿瘤（病例三）

■ 诊断

胰腺导管内乳头状黏液性肿瘤,急性梗阻性化脓性胰管炎,胰管结石形成。

■ 结果

患者随后接受了胰十二指肠切除手术,病理提示胰腺导管内乳头状黏液性肿瘤,局部癌变;免疫组化:CK20(＋)、CK7(－)、Muc5AC(＋)(图 21 - 13)。

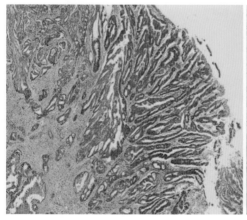
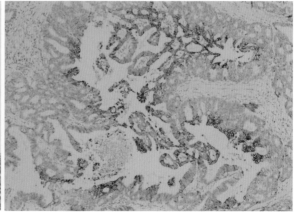

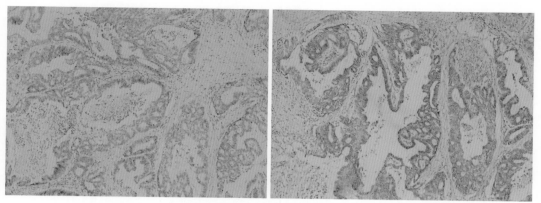

图 21 - 13　手术病理提示胰腺导管内乳头状黏液性肿瘤，局部癌变

■ 讨论

本病例以腹痛为首发表现，影像学上提示胰腺钙化、胰管大量结石、胰管重度扩张伴胰腺实质萎缩，未提示明显的胰腺肿块，实验室检查提示糖类抗原 19 - 9 正常，所以诊断上容易误诊为慢性胰腺炎。十二指肠乳头开口正常，无明显黏液分泌，容易漏诊胰腺导管内乳头状黏液性肿瘤（IPMN）。使用全覆膜金属支架扩张胰管狭窄后成功取出了 10 余枚质硬结石，狭窄的扩张也为后续 SpyGlass 内镜进入胰管进行直视观察创造了条件。SpyGlass 内镜下发现头部主胰管隆起性病变，具有绒毛状和鱼卵状结构，没有黏液产生，局部可见组织破坏、溃烂和出血的表现，最终通过病理确诊为 IPMN 伴局部癌变。不产黏液的 IPMN 需要与胰腺导管内管状乳头状肿瘤鉴别[1]，两者均无明显黏液产生，最终鉴别依赖免疫组化检查。总之，对于不明原因的胰管狭窄要高度重视并警惕肿瘤的可能性，可能需要联合多种诊断技术来确定诊断，尤其是经口胰管镜的直视对精准诊断非常关键。对于仍不能确定病因的病例，密切随访也非常重要。

（夏明星　钱尤雯　胡冰　海军军医大学第三附属医院）

参考文献

[1] Benjamin G，Damian S，Reka T，et al. Integrative analysis reveals early and distinct genetic and epigenetic changes in intraductal papillary and tubulopapillary cholangiocarcinogenesis [J]. Gut，2021，undefined.

22. 胰 腺 癌

病史摘要

患者男性,57 岁,因"胆道术后 6 月余,发热及黄疸 1 周"入院。6 个月前因"上腹部胀痛不适伴尿黄"就诊于当地医院,糖类抗原 19-9 正常,总胆红素 57.0 μmol/L。MRCP 提示胆囊肿大,胆总管下段结石可能,遂行腹腔镜下胆囊切除、胆总管切开取石及 T 管引流术。术后夹闭 T 管即出现上腹部胀痛及黄疸复发,T 管造影提示胆总管扩张伴下段梗阻(图 22-1)。曾在另一医院行 ERCP,放置胆管塑料支架,术后症状未见缓解。行 EUS 检查提示胰头部占位可能,但是穿刺刷片未发现肿瘤细胞。1 周前患者出现发热及寒战,最高体温达 39 ℃。入院后总胆红素 212.9 μmol/L,糖类抗原 19-9>1 000 U/ml,因胆管感染急诊行 ERCP,发现胆总管下段呈截断样改变,留置鼻胆管引流。超声内镜及增强 CT 均未发现明显胰腺占位(图 22-2)。为进一步明确胆管梗阻的病因,再次行 ERCP 及 SpyGlass 检查。胆管造影见肝内胆管及胆总管中上段显影扩张,胆总管下段靠近十二指肠乳头处有一长约 2 cm 的狭窄段。

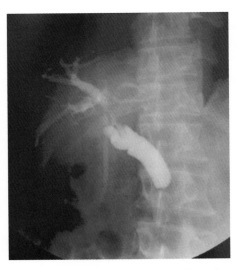

图 22-1 T 管造影提示胆总管下段梗阻

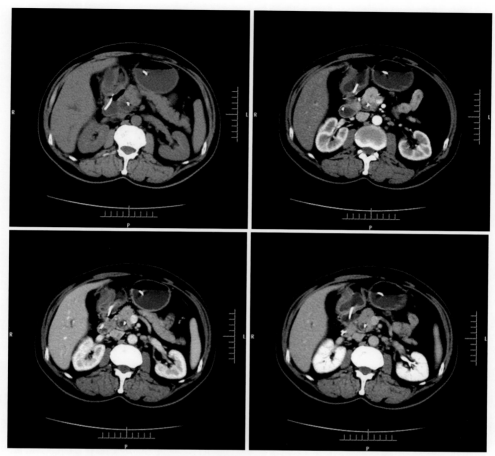

图 22-2 增强 CT 提示胆总管及肝内胆管扩张，肝门部及腹膜后多发淋巴结，部分肿大

■ SpyGlass 内镜所见

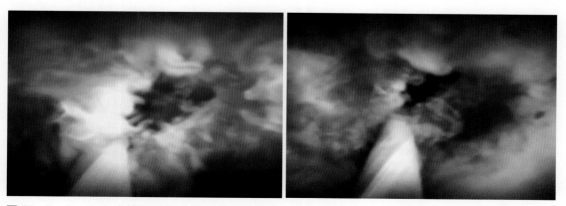

图 22-3 SpyGlass 内镜可见胆总管下段环形狭窄，表面十分粗糙，伴有坏死脱屑，触之易出血，部分区域可见绒毛状结构，镜身无法通过狭窄区域

■ 视频

胰腺癌术前 CT 检查

胰腺癌 SpyGlass 内镜检查

■ 诊断

综合病史、各项检查及 SpyGlass 内镜表现,考虑为胆总管下段恶性狭窄。

■ 结果

患者再次接受手术探查,在壶腹部触及明显肿块,胰头处质地稍韧。行胆道镜检查,发现胆总管下段黏膜呈绒毛状隆起,未见典型的新生物,局部狭窄严重(图 22 - 4)。综合术前、术中的发现,决定行根治性胰十二指肠切除术。术后剖视标本,肿瘤病变位于胰腺,大小约 1 cm,质韧,已累及胆管致管腔狭窄(图 22 - 4)。术后病理提示胰头部中分化导管腺癌(图 22 - 5,图 22 - 6)。

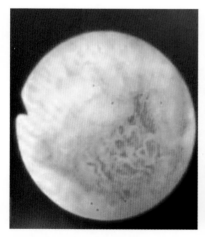

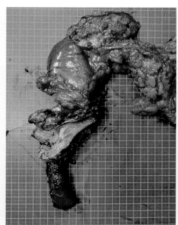

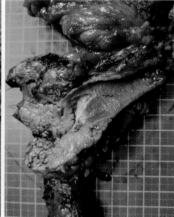

图 22 - 4 术中胆道镜检查,发现胆总管下段梗阻,局部可见黏膜绒毛状隆起

图 22 - 5 手术标本

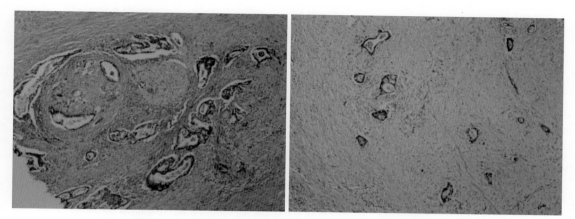

图 22-6 手术标本病理检查，符合胰腺导管腺癌的表现

■ 讨论

本例患者的诊疗过程颇为曲折。由于胰腺头部病变较小，十分隐匿，给诊断带来困难，多次腹部 B 超及 CT 检查均未发现明显病灶，两次超声内镜检查虽然怀疑胰腺有病变，但均无法确诊。其至术中胆道镜从狭窄段上方进行观察，也无法发现典型的胆管肿瘤样表现。只有术前 SpyGlass 内镜检查从胆管狭窄段下方观察，发现了胆管恶性狭窄的典型征象，这为患者的诊疗决策起到关键的作用。此病例提示我们：①术前应重视各种辅助检查，提高临床警惕，注意结石合并肿瘤或者不典型恶性病变的可能；②对于诊断不明确的胆管狭窄，需应用多种影像手段，包括传统放射影像、超声内镜和经口胆道镜检查等，发现恶性病变的蛛丝马迹；③胆管狭窄在性质未明确前，应谨慎放置支架，务必先排除恶性肿瘤的可能。

（黄强　刘振　中国科学技术大学附属第一医院）

23. 胆胰管汇流异常

■ 病史摘要

患者男性,52 岁,因"腹痛伴皮肤、巩膜黄染 1 周"入院。患者既往体检被告知胆总管重度扩张,无明显不适未予处理。1 周前开始出现上腹痛,伴全身黄染。MRCP 提示:胆总管上段管腔局限性狭窄,管壁明显增厚,其上胆管重度扩张。胆总管下段无扩张,似胆胰管汇流异常(图 23-1)。入院后接受 ERCP 检查(图 23-2)。

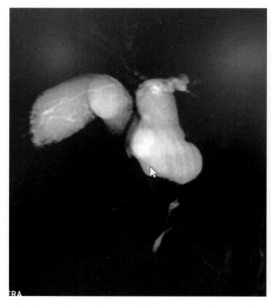 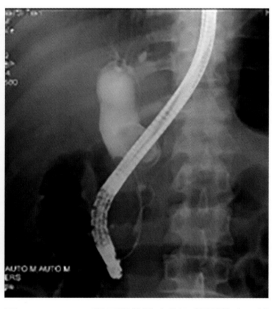

图 23-1　MRCP 提示胆总管胰腺段上缘狭窄,狭窄段长约 1 cm,狭窄以上肝外胆管重度扩张,胆囊增大。 胆总管末段不扩张,胆胰管共同通道长约 1.5 cm

图 23-2　ERCP 提示胆总管中段不规则狭窄,以上肝外胆管呈囊状扩张,其内见多发充盈缺损影,可见主胰管汇入胆总管下段

■ SpyGlass 内镜所见

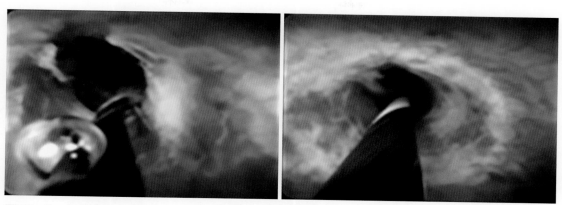

图 23 – 3　在胆总管中下段可见胆管腔狭窄，内镜无法通过，局部黏膜粗糙，可见糜烂、坏死、脱屑，散在粗大紊乱的血管，符合恶性胆管狭窄的表现

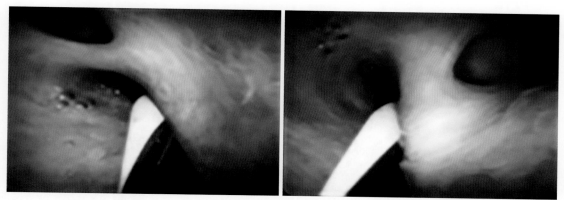

图 23 – 4　在胆总管末段、距离乳头开口 2 cm 处，可见胰管开口，轻度扩张，可见清亮胰液流出，导丝所在管腔为胆总管

■ 视频

胆胰管汇流异常

■ 诊断

胆胰管合流异常,胆总管囊性扩张症伴癌变。

■ 结果

患者后转至外科接受胰十二指肠切除＋胆囊癌根治手术治疗,术中见胆囊壁增厚,胆囊底部见新生物;肝外胆管呈囊状扩张,囊肿下段胆管壁增厚,质硬,胰腺质地软,未见占位。手术后病理:胆囊腺癌,侵犯胆囊壁肌层;胆总管下段近胰腺段腺癌,中等分化,浸润胆管壁全层,累及神经。

■ 讨论

胆胰管汇流异常(abnormous pancreatobiliary ductal junction,APBDJ)是一种较为少见的先天性解剖变异,表现为胆总管与主胰管在十二指肠壁外汇合,胆胰管共同通道过长且不受 Oddis 括约肌控制。先天性胆管囊状扩张症的患者多数合并 APBDJ,APBDJ 患者容易发生复发性胰腺炎,并容易罹患胆管及胆囊的恶性肿瘤。在 MRCP 及 ERCP 检查时,发现胆胰管共同通道长度大于 15 mm 时即可诊断为 APBDJ。正常情况下,SpyGlass 内镜越过壶腹部进入胆总管后不会见到胰管开口,如果此时见到胰管的汇入即表明共同通道过长,完全位于肝胰壶腹括约肌之上,便可诊断 APBDJ。

胆胰管汇流异常时,胰液容易进入胆道系统,胰酶在胆道中被激活,导致胆管及胆囊壁的弹力纤维破坏,长期反复的炎症刺激导致黏膜内皮增生及纤维化,导致肿瘤的发生。另有研究也提示,在 APBDJ 患者的肿瘤病灶以及非癌胆管上皮中发现 $p53$ 突变基因的增加、杂合性基因的缺失和 $p53$ 的过度表达等异常,这些也增加了罹患肿瘤的风险。因而对于 APBDJ 患者应该加强胆道系统的检查随访,及时发现胆系肿瘤,也有学者建议需要预防性切除胆囊。

本例患者已知"胆管扩张"逾 14 年,但前期未能确诊胆胰汇流异常。本次以梗阻性黄疸为主要表现,最终证实同时存在胆管及胆囊重复癌。SpyGlass 内镜检查可见胰管汇入胆管,汇合部上方胆管管腔狭窄,表面粗糙、溃烂,血管粗大紊乱,符合胆管恶性狭窄的表现,这些为接受手术治疗提供了有力的依据;但 SpyGlass 内镜无法通过狭窄段,未能发现胆囊的病变。

(赵毅　胡冰　海军军医大学第三附属医院)

治 疗 篇

24. 胆管结石的碎石取石术

病例一

■ 病史摘要

患者女性,85岁,因"中上腹痛3天"入院。入院后检查:总胆红素45 μmol/L,直接胆红素30 μmol/L,谷丙转氨酶105 U/L,碱性磷酸酶220 U/L,γ-谷氨酰转移酶120 U/L,糖类抗原19-9、癌胚抗原及甲胎蛋白均在正常范围。CT提示胆总管内巨大结石。完善各项检查后安排ERCP诊疗,胆管造影显示胆总管结石(图24-1)。因结石直径约2.5 cm,ERCP

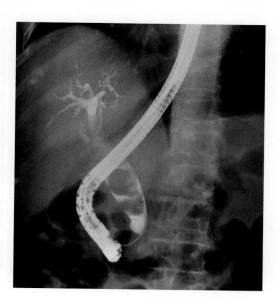

图24-1 胆管造影显示肝外胆管重度扩张,内充满结石,最大者3.5 cm×2.5 cm

下直接碎石困难，且患者高龄，合并有高血压、糖尿病、冠心病等，经腹手术风险极大，故决定行 ERCP 下 SpyGlass 内镜引导的激光碎石术。

■ SpyGlass 内镜所见

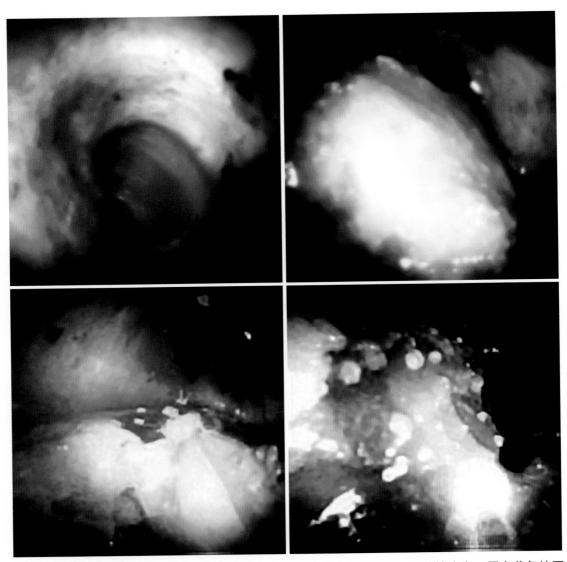

图 24-2 胆管壁轻度水肿，有少量胆泥附着，肝内胆管分支开口清晰；胆总管内为一巨大黄色结石占据；经 SpyGlass 内镜工作通道插入激光碎石光纤（6 点方向），直视下抵住结石；激发激光器将结石逐步击碎

■ **视频**

胆管结石的碎石取石术（病例一）

■ **诊断**

胆总管多发巨大结石。

■ **结果**

患者于静脉麻醉下行 ERCP 及 SpyGlass 内镜引导的激光碎石术，先行乳头括约肌切开联合柱状球囊扩张术，乳头开口扩张至 1.2 cm，再在 SpyGlass 内镜引导下行激光碎石，将结石逐步粉碎，最后用取石网篮及取石气囊取净结石碎片（图 24 - 3）。术后患者恢复良好，无明显不良反应，术后第 2 天予以流质饮食，行鼻胆管造影提示无明显残余结石，拔除鼻胆管；术后第 3 天，半流质饮食，予以出院。

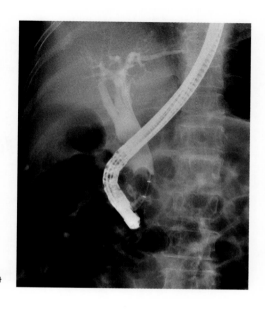

图 24 - 3 球囊阻塞造影见胆管内结石已基本取净

■ 讨论

本例系高龄患者,胆总管巨大结石明确,结石直径超过 2.5 cm,传统 ERCP 进行直接碎石、取石困难,且患者合并多种合并症,开腹手术风险极大。应用经口胆道镜进行直视精准检查,并运用直视下激光碎石,最终顺利取尽结石。对结石直径超过 2 cm 的胆总管巨大结石或合并有胆管狭窄时,通过 ERCP 取石成功率往往较低。以往胆道子母镜联合激光或液电碎石后取石是有效的治疗手段,但传统子母镜需要双人操作且子镜为纤维内镜,操作繁琐且困难,视野模糊[1]。也有报道采用经 X 线透视下激光碎石术,由于非直视下操作,无法准确判断结石是否已经碎裂,存在碎石不全,甚至损伤胆管壁,严重者可引起胆管壁出血及穿孔的后果[2]。SpyGlass 内镜超细内镜可借助于十二指肠镜钳道进入胆道,实现直视下观察结石,将激光探头对准结石进行碎石,不仅可以提高碎石的准确性,而且可以降低出血与穿孔风险。最近有文献显示经 SpyGlass 内镜直视下激光碎石治疗难治性胆管结石,结石清除率为 72.7%～100%[3]。

（曹亦军　上海中医药大学附属普陀医院）

参考文献

[1] Chen YK. Preclinical characterization of the SpyGlass peroral cholangiopancreatoscopy system for direct access, visualization, and biopsy[J]. Gastrointest Endosc,2007,65(2):303-311.

[2] Cho YD, Cheon YK, Moon JH, et al. Clinical role of frequency-doubled double-pulsed yttrium aluminum garnet laser technology for removing difficult bile duct stones(with videos)[J]. Gastrointest Endosc,2009,70(4):684-689.

[3] Laleman W, Verraes K, Van Steenbergen W, et al. Usefulness of the single-operator cholangioscopy system SpyGlass in biliary disease:a single-center prospective cohort study and aggregated review[J]. Surg Endosc,2017,31(5):2223-2232.

病例二

■ 病史摘要

患者女性,78 岁,因"上腹痛反复发作 6 天"入院。总胆红素 30.4 μmol/L(正常值范围:

$3\sim22\,\mu\text{mol/L}$)。上腹部 CT 提示肝门区胆管结石,合并高位胆道梗阻(图 24 - 4)。完善各项检查后行 ERCP 诊疗,胆管造影显示胆总管扩张,胆总管上端狭窄,狭窄胆管上方肝总管内巨大结石负影,大小约 $2.0\,\text{cm}\times1.6\,\text{cm}$(图 24 - 5)。患者遂接受 SpyGlass 内镜检查及镜下碎石术。

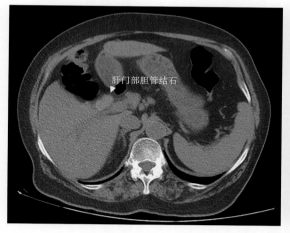

图 24 - 4 上腹部 CT 提示肝门区胆管结石,占据整个胆管腔

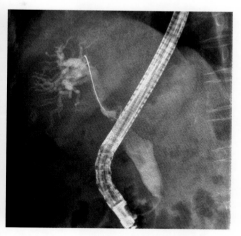

图 24 - 5 ERCP 示胆总管扩张,胆总管上端狭窄,狭窄上方肝总管见巨大充盈缺损影,部分右侧肝内胆管显影,显著扩张

■ SpyGlass 内镜所见

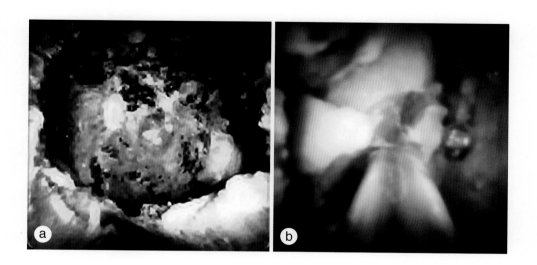

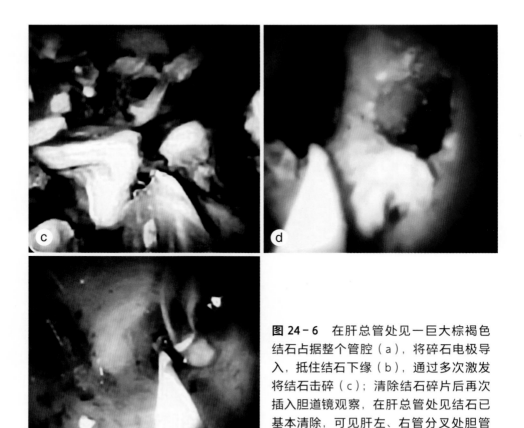

图 24 - 6　在肝总管处见一巨大棕褐色结石占据整个管腔（a），将碎石电极导入，抵住结石下缘（b），通过多次激发将结石击碎（c）；清除结石碎片后再次插入胆道镜观察，在肝总管处见结石已基本清除，可见肝左、右管分叉处胆管壁慢性炎症反应，管壁黏膜欠光滑（d），至右肝内二、三级分支，胆管壁轻度水肿，未见明显残留结石（e）

■ 视频

胆管结石的碎石取石术（病例二）

■ 诊断

肝总管巨大结石伴梗阻，慢性胆管炎。

■ 结果

利用 SpyGlass 内镜直视下碎石技术成功将结石击碎，之后使用常规取石方法将大量结石碎片清除。

■ 讨论

本例为高龄患者，有多种合并症，无法耐受传统外科手术及全身麻醉。结石巨大，嵌顿于肝总管处，采用常规碎石、取石方法常难以奏效。本次采用 SpyGlass 内镜探查准确定位了肝总管结石，在直视下使用 iMES 系统，顺利将结石击碎，并利用取石网篮及球囊最终清除结石碎片。取石后再次采用 SpyGlass 内镜观察，证实结石已基本取净。应用 SpyGlass 内镜碎石技术对于较为困难的胆管结石病例具有较大意义，治疗的成功率及其取石效率显著提高，而且安全性良好[1,2]，值得推广应用。

（张桂信　大连医科大学附属第一医院）

参考文献

［1］ Li G，Pang Q，Zhai H，et al. SpyGlass-guided laser lithotripsy versus laparoscopic common bile duct exploration for large common bile duct stones：a non-inferiority trial［J］. Surg Endosc，2020. https://doi.org/10. 1007/s00464-020-07862-4.

［2］ Wong John Ct，Tang Raymond Sy，Teoh Anthony Yb，et al. Efficacy and safety of novel digital single-operator peroral cholangioscopy-guided laser lithotripsy for complicated biliary stones［J］. Endosc Int Open，2017，5：E54 - E58.

病例三

病史摘要

患者男性,77 岁,因"间断性上腹部疼痛 1 个月,加重 1 天"入院。患者曾行"胆囊结石"胆囊切除术病史,在外院曾行 4 次胆总管结石 ERCP 取石术。入院后检查:白细胞正常范围内,中性粒细胞百分比 0.811,C-反应蛋白 28.59 mg/L,谷丙转氨酶 78.9 U/L,谷草转氨酶 73.2 U/L,总胆红素 55.6 μmol/L,直接胆红素 46.7 μmol/L,糖类抗原 19-9、癌胚抗原及甲胎蛋白均在正常范围。MRCP 示胆总管下段结石(图 24-7)。超声内镜检查发现结石较大(图 24-8),遂患者接受 ERCP+SpyGlass 内镜诊疗。

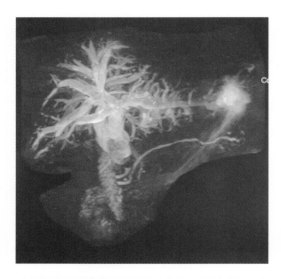

图 24-7 MRCP 示胆总管下段不均匀信号充盈缺损,考虑胆总管结石

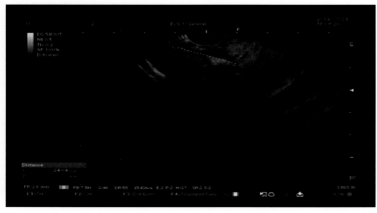

图 24-8 超声内镜示胆总管末端强回声团块,后方伴声影,直径约 24 mm

■ SpyGlass 内镜所见

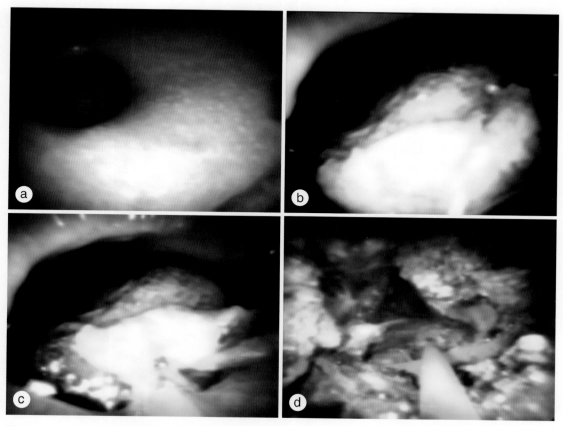

图 24-9 SpyGlass 内镜所见。 a.胆道镜远观胆总管内结石图像，胆总管壁轻度充血、水肿；b.胆道镜近观胆总管内巨大结石；c.胆道镜进入胆总管内，将激光光纤对准巨大结石；d.结石被击成小块

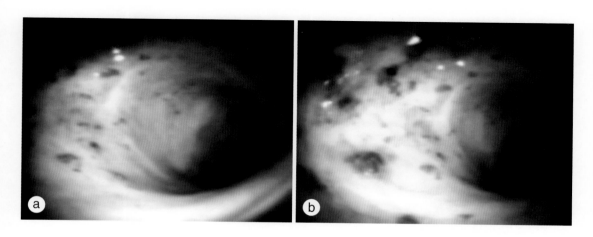

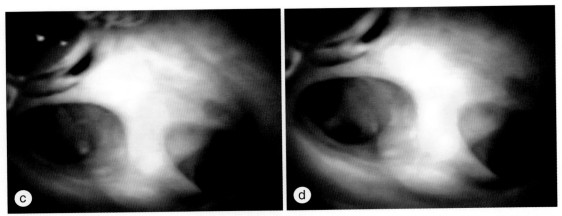

图 24 - 10 a.取石网篮将结石碎片取出后，再次进入胆道镜，远观胆总管腔内基本干净，管壁附少量胆泥；b.近观胆总管壁取石后的泥沙样结石附着；c.在肝门区远观左、右肝内胆管开放良好，未见结石残留；d.进入肝内胆管，见二、三级肝管内无结石残留

■ 视频

胆管结石的碎石取石术（病例三）

■ 诊断

胆总管巨大结石。

■ 结果

患者接受 ERCP 下 SpyGlass 内镜激光碎石，成功清除结石，再次插入 SpyGlass 内镜观察肝内外胆管无明显残留结石。

■ 讨论

本例患者术前首先超声内镜检查明确胆管结石部位及大小。由于结石巨大,直接套取有困难,所以采用 SpyGlass 内镜下激光碎石先将结石击碎,然后成功清除结石碎片。SpyGlass DS 胆道镜的光纤前端直径约 3.5mm,图像清晰,操作部灵活,工作管道大,适合胆管困难结石的精准治疗[1,2]。笔者操作体会:①应用 SpyGlass DS 胆道镜,首先操作医生要具备熟练的 ERCP 基础,具备疑难乳头插管的经验,乳头切开后应用 10mm 球囊扩张开口,子母胆道镜进入胆管时轴向要与胆管平行;②操作过程中切忌操作时间过长及反复过度冲洗,应及时抽吸,避免暴力操作;③对于合并胆管狭窄的病例,应注意观察狭窄区域的影像特点,必要时行靶向活检,为精准诊断及指导后续治疗提供依据。

(王宏光　陶丽莹　吉林市人民医院)

参考文献

[1] Imanishi M, Ogura T, Kurisu Y, et al. A feasibility study of digital single-operator cholangioscopy for diagnostic and therapeutic procedure (with videos)[J]. Medicine (Baltimore), 2017,96(15): e6619.

[2] Navaneethan U, Hasan MK, Kommaraju K, et al. Digital, single-operator cholangiopancreatoscopy in the diagnosis and management of pancreatobiliary disorders: a multicenter clinical experience (with video)[J]. Gastrointest Endosc, 2016,84(4): 649 - 655.

病例四

■ 病史摘要

患者女性,63 岁,因"上腹部疼痛不适 1 个月余"入院。入院后检查:谷丙转氨酶 50 U/L,谷草转氨酶 28 U/L,碱性磷酸酶 545 U/L,γ-谷氨酰转移酶 518 U/L,总胆红素 45.5 μmol/L,直接胆红素 31.9 μmol/L。MRCP 提示胆总管多发结石(图 24 - 11)。患者 6 个月前在外院曾因肝内外胆管结石行"肝左外叶切除＋胆总管切开取石＋胆道镜取石＋T 管引流术",此次入院拒绝手术治疗,采用内镜治疗。考虑患者结石多发且体积较大,予以 SpyGlass 内镜联合激光碎石。

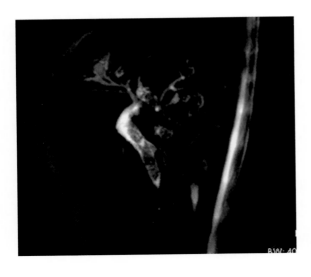

图 24-11 MRCP 提示胆管多发结石

■ SpyGlass 内镜所见

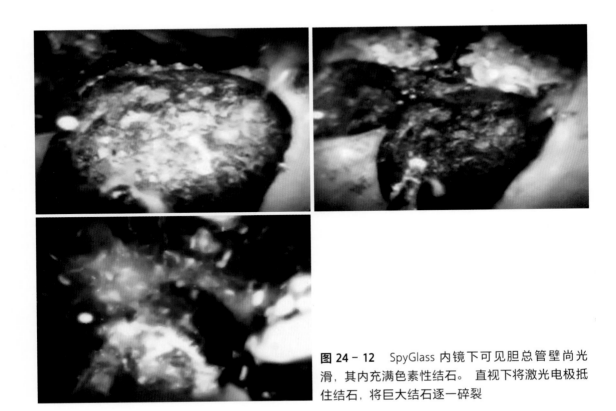

图 24-12 SpyGlass 内镜下可见胆总管壁尚光滑，其内充满色素性结石。直视下将激光电极抵住结石，将巨大结石逐一碎裂

■ 视频

胆管结石的碎石取石术（病例四）

■ 诊断

胆管多发结石，胆道术后。

■ 结果

直视下碎石后，用取石网篮取出大量结石碎片，造影证实肝外胆管结石基本取净，留置鼻胆管引流（图 24-13），术后恢复良好。

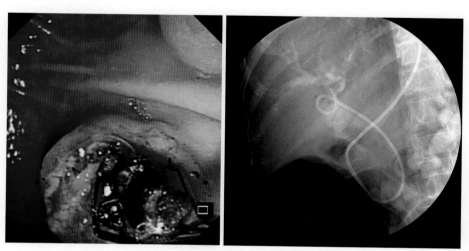

图 24-13 网篮取净结石碎片后留置鼻胆管引流

■ 讨论

内镜方法是治疗复杂肝胆管结石的重要手段，对于体积较大的结石，一般采用机械碎石的方法将结石套取后绞碎，但常遇到网篮套取困难，结石质硬难以有效碎石，甚至发生网篮嵌顿，需要毁网，或导致并发症发生。而 SpyGlass 内镜联合激光碎石，在直视下操作，对胆管壁无损伤，且结石质地影响较小，较传统机械碎石效果更加确切。本例患者胆管内结石多发且体积较大，不久前刚行肝叶切除及胆道手术，短期内再次手术治疗将为患者身心带来较大的创伤。而通过 SpyGlass 内镜联合激光碎石技术，成功将结石碎裂，结合网篮取石，顺利清除结石，体现出这一新技术的优势。

（黄强 刘振 中国科学技术大学附属第一医院）

病例五

■ 病史摘要

患者男性，72 岁，3 年前曾因无痛性黄疸在我院诊治，行 ERCP 检查，发现胆总管胰腺段狭窄，合并主胰管多发狭窄，考虑"IgG4 相关性硬化性胆管炎、自身免疫性胰腺炎可能"，分别置入胆管与胰管塑料支架各一根（图 24 - 14）。术后患者黄疸消退，无明显不适，未复诊。6 个月前患者再次出现黄疸伴反复发热，当地医院查 MRCP 提示胆总管中下段巨大结石，再次来我院治疗。入院后检查：IgG4 2.43 g/L（正常值 0.03～2.01），凝血酶原时间 22 s，总胆红素 76.5 μmol/L，白细胞计数 12.3×10⁹，白蛋白 27.5 g/L，糖类抗原 19 - 9 及癌胚抗原在正常范围。再次行 ERCP，主乳头口可见一根胆管支架与一根胰管支架在位，但均无法拔除。造影见肝外胆管扩张，其内见一 2 cm×5 cm 充盈缺损影，结石包绕胆管支架，形成"棒棒糖"状复合体。因患者存在胆道感染表现，遂再次置入一根胆管支架引流（图 24 - 15），行 SpyGlass 直视下碎石取石术。患者术后恢复良好，1 个月后再次入院，完善各项检查后安排 ERCP 下 SpyGlass 内镜直视碎石取石术。

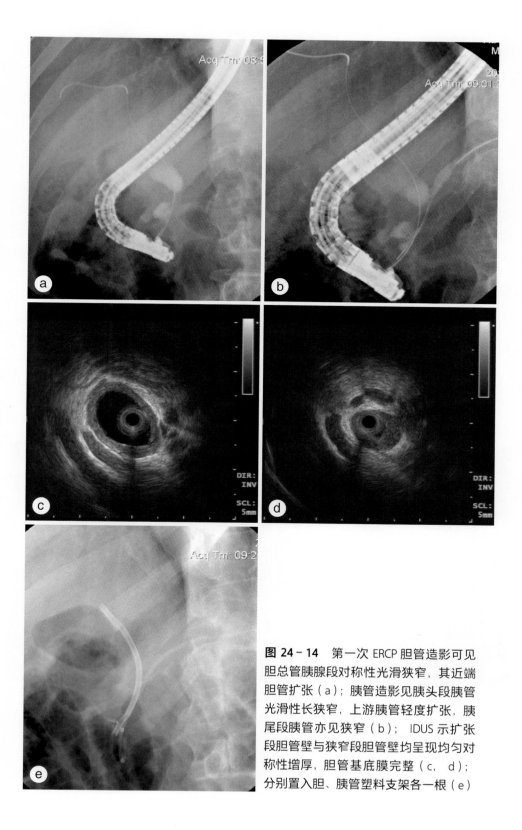

图 24 - 14 第一次 ERCP 胆管造影可见胆总管胰腺段对称性光滑狭窄, 其近端胆管扩张 (a); 胰管造影见胰头段胰管光滑性长狭窄, 上游胰管轻度扩张, 胰尾段胰管亦见狭窄 (b); IDUS 示扩张段胆管壁与狭窄段胆管壁均呈现均匀对称性增厚, 胆管基底膜完整 (c, d); 分别置入胆、胰管塑料支架各一根 (e)

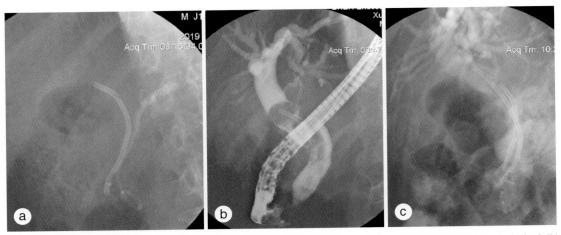

图 24 - 15 ERCP 定位片可见胆管与胰管中各有一根塑料支架在位，主胰管区域可见大量高密度影（a）；胆管造影可见肝内外胆管显著扩张，胆总管中可见一卵圆形充盈缺损，大小约 2 cm × 5 cm，结石包裹塑料支架，成"棒棒糖"状复合体，无法拉动（b）；在胆总管再次置入一根塑料支架（c）

■ SpyGlass 内镜所见

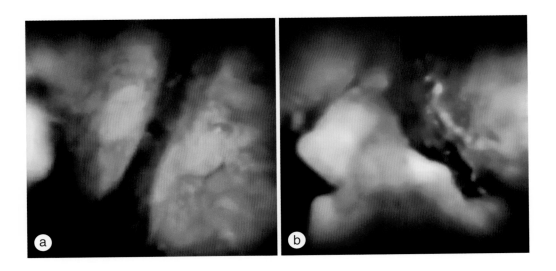

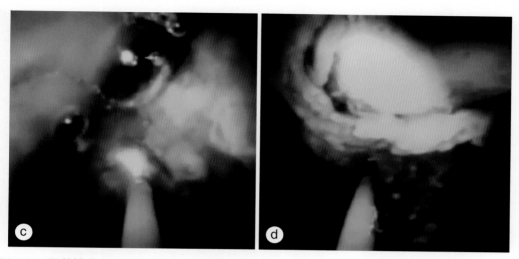

图 24 - 16 胆总管内可见一巨大黄色类圆形结石（a），并可见一根蓝色支架被结石包裹（b）；经 SpyGlass 内镜插入激光光纤对准结石进行碎石（c），并对准结石与支架结合部进行碎石，使其发生松解，方便支架取出（d）

■ 视 频

胆管结石的碎石取石术（病例五）

■ 诊 断

胆总管多发结石，IgG4 相关性疾病，胆胰管支架引流术后。

■ 结 果

经 SpyGlass 内镜直视下行激光碎石术，将包裹在支架上的巨大结石逐步击碎，使结石与塑料支架间逐渐松脱，然后拔出胆管支架，再应用机械碎石术将结石成功取出（图 24 - 17）。

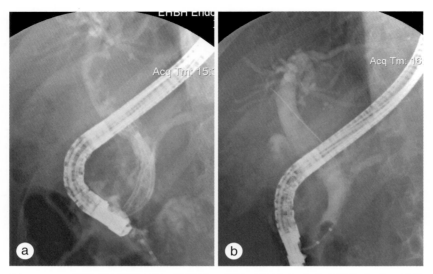

图 24-17 再次造影可见原 "棒棒糖" 状结石已被击碎成碎石片（a），最终将结石及支架一并清除（b）

■ 讨论

"难治性胆管结石" 是指在治疗过程中遇到各种困难的胆道结石病例，如患者身体状况（高龄、出血倾向）、解剖异常（胃肠改道、乳头旁憩室）、结石本身因素（巨大结石、大量结石、狭窄近端结石、结石嵌顿等）等多种因素，均可能导致采用常规方法取石困难。对于巨大或多发胆管结石通常需机械碎石取石或外科手术治疗。

与常规碎石取石方法相比，应用 SpyGlass 内镜系统可在直视下清除结石，其结石残留率低。对于较大的结石，则可联合液电或激光碎石技术，在直视下击碎结石后将其取出，安全高效。文献报道，SpyGlass 内镜直视下胆管碎石取石的一次成功率达 80%，多次成功率为 87%。92% 直径≤30 mm 的胆管结石患者可以一次性获得清除，对常规 ERCP 取石失败后再行直视下碎石成功率达 71%～100%[1-4]。

本例患者因胆管塑料支架置入后未按时更换，导致大量结石形成并包裹塑料支架形成 "棒棒糖" 状结石-支架复合体，致使结石与支架均无法取出。我们应用 SpyGlass 内镜直视下激光碎石，对准结石与支架结合部进行碎石，使结石松解，方便支架取出。再应用机械碎石网篮，最终成功取出全部结石，避免了外科手术。

（高道键　胡冰　海军军医大学第三附属医院）

参考文献

［1］ Maydeo AP，Rerknimitr R，Lau JY，et al. Cholangioscopy-guided lithotripsy for difficult bile duct stone clearance in a single session of ERCP：results from a large multinational registry demonstrate high success rates ［J］. Endoscopy，2019，51(10)：922－929.

［2］ Maydeo A，Kwek BE，Bhandari S，et al. Single-operator cholangioscopy-guided laser lithotripsy in patients with difficult biliary and pancreatic ductal stones（with videos）［J］. Gastrointest Endosc，2011，74(6)，1308－1314.

［3］ Sauer BG，Cerefice M，Swartz DC，et al. Safety and efficacy of laser lithotripsy for complicated biliary stones using direct choledochoscopy ［J］. Dig Dis Sci，2013，58(1)：253－256.

［4］ Di Mitri R，Mocciaro F，Bonaccorso A，et al. SpyGlass rescue treatment of common bile duct impacted foreign bodies ［J］. Dig Liver Dis，2019，51(3)：453.

25. 肝内胆管结石的碎石取石术

■ 病史摘要

患者男性,47 岁,因"中上腹痛 5 天"入院。既往有高血压病史及 ERCP 胆总管取石史。入院后生化检查:结合胆红素 117.4 μmol/L,未结合胆红素 34.2 μmol/L,谷丙转氨酶 268 U/L,谷草转氨酶 160 U/L,碱性磷酸酶 427 U/L,糖类抗原 19 - 9 1478.0 U/ml,铁蛋白 591.7 ng/ml。CT:肝总管及胆总管管壁稍增厚,强化明显,管腔变窄并肝内胆管显著扩张,周围间隙密度增高(图 25 - 1)。MRCP 提示肝左、右管及肝内胆管扩张,以左半肝明显;肝左、右管及其汇合部、肝内胆管多发结石(图 25 - 2)。完善检查后行 ERCP(图 25 - 3)及 SpyGlass 内镜引导下碎石取石术。

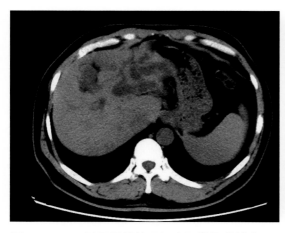

图 25-1 CT 显示肝总管及肝内胆管显著扩张

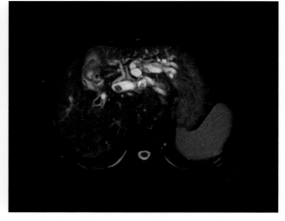

图 25-2 MRCP 示肝左、右管及肝内胆管扩张,以左半肝明显;肝左、右管及其汇合部、肝内胆管多发结石影

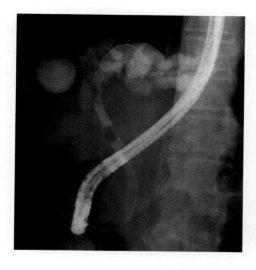

图 25-3 肝门部胆管见长约 2.5 cm 狭窄段，伴左肝内胆管明显扩张，其内未见明显充盈缺损影

■ SpyGlass 内镜所见

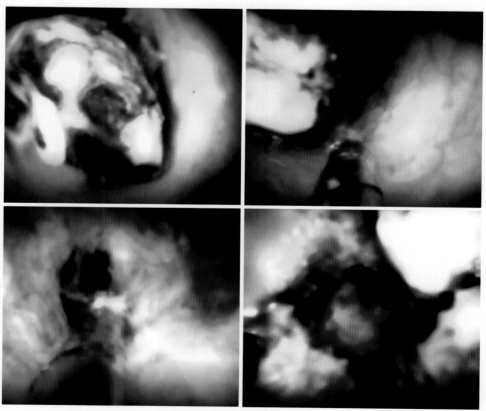

图 25-4 SpyGlass 内镜发现肝总管及肝内胆管内有大量黑色及黄色结石，胆管壁水肿充血，不光滑；导入液电碎石电极，对准结石进行直视下碎石，可见结石崩解，随后放置两根塑料支架至肝内胆管

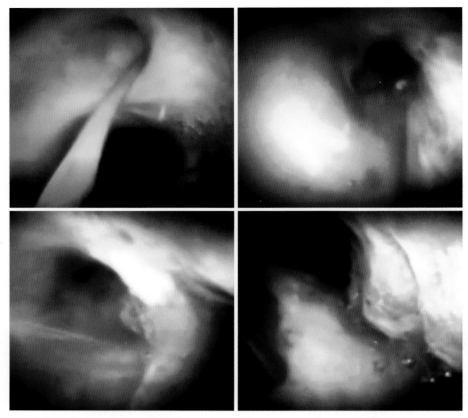

图 25 - 5 半年后再次行 SpyGlass 内镜检查，发现结石已基本清除，胆管壁有轻度水肿，炎症较前明显改善，肝总管区域管壁欠光滑，仍可见少量颗粒状或结节状隆起，未见明显新生物或新生血管

■ **视频**

肝内胆管结石的碎石取石术

■ **诊断**

肝内胆管结石，肝门部胆管炎性狭窄，慢性胆管炎。

■ 结果

　　患者首次行 ERCP,在 SpyGlass 内镜引导下采用液电碎石将可见的结石击碎,因肝门部胆管存在狭窄取石较困难,遂放置了两根塑料支架跨越胆管狭窄处。患者术后症状改善出院。半年后返院再次行 ERCP 及 SpyGlass 内镜观察,发现肝门部狭窄明显好转,肝内外胆管结石已基本清除(图 25 - 5)。复查 CT 亦示肝内胆管扩张明显减轻(图 25 - 6)。

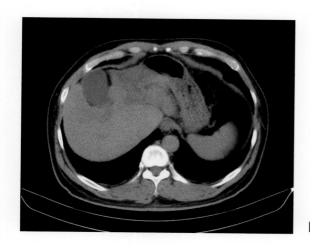

图 25 - 6　CT 显示肝内胆管扩张较前明显减轻

■ 讨论

　　本例患者为肝内外胆管结石(以肝内胆管结石为主),合并肝门部胆管炎性狭窄,传统的治疗方法为外科手术,需要切除部分肝叶,行肝门部胆管成形及胆肠吻合术,创伤较大,且需改变正常生理通道,可能影响术后生活质量。而采用内镜微创技术,尤其是 SpyGlass 内镜的应用,达到更加精准诊断和治疗的目的。本例患者在术前影像检查以及单纯 ERCP 造影时,均未能准确提示大量结石的存在,且肝门部胆管狭窄的性质也无法明确。通过 SpyGlass 内镜检,明确了胆管系炎性狭窄,同时予以直视下碎石处理后,置入支架引流,起到了通畅胆汁引流、改善胆道炎症、支撑胆管狭窄的目的。通过两次内镜诊疗,基本祛除了胆道病变,达到了治疗狭窄并完全清除结石的效果。

（吴乔　重庆医科大学第一附属医院）

26. 胆囊管结石的碎石取石术

▓ 病史摘要

　　患者女性,53 岁。因"间断性上腹部疼痛 1 个月,加重 4 天"入院。入院查体:体温 37 ℃,皮肤、巩膜无黄染,中上腹部压痛,其余无著征。患者既往体健,无手术史。入院后检查:白细胞计数 9.0×10^9/L,中性粒细胞 0.82,C-反应蛋白 50 mg/L,谷丙转氨酶 5 U/L,谷草转氨酶 17 U/L,总胆红素 8.3 μmol/L,γ-谷氨酰转移酶 11 U/L,碱性磷酸酶 84 U/L,糖类抗原 19 - 9 96.5 U/L。上腹部 CT:胆囊不大,胆囊壁增厚,胆总管内见结节状钙化密度影,相应层面以上胆总管轻度扩张(图 26 - 1)。术前超声内镜检查提示:胆囊管结石,胆囊管絮状物,胆总管下段纤细(图 26 - 2,图 26 - 3)。患者遂接受了 SpyGlass 内镜检查。

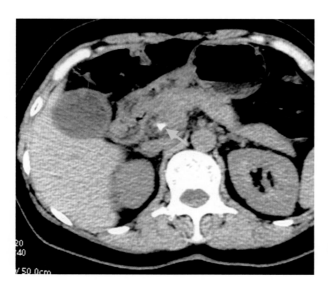

图 26 - 1 腹部 CT: 胆总管内结节状钙化密度影(箭头),胆囊不大,胆囊壁增厚

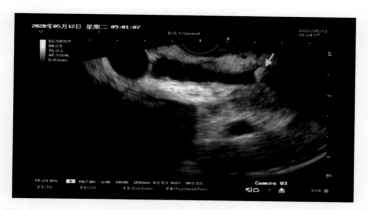

图 26-2 胆囊、胆囊管显影，胆囊管可见强回声团块，后伴声影

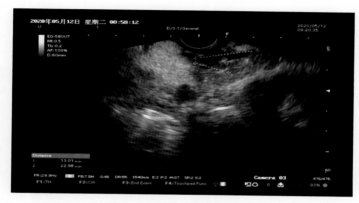

图 26-3 胆管、胰管合流处，可见胆总管下段纤细

■ SpyGlass 内镜所见

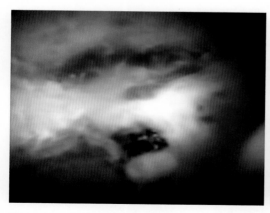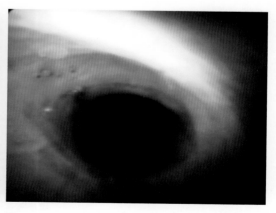

图 26-4 胆道镜进入胆总管末端，可见胆总管管壁充血、水肿，继续进镜于胆总管下段可见两处开口，黏膜充血、水肿，管腔狭窄

图 26-5 沿上方开口狭窄处进镜，越过狭窄可见扩张的胆总管，其内可见少量泥沙样絮状物

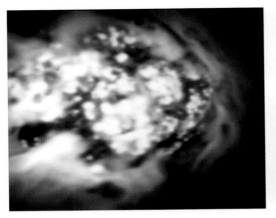

图 26-6 胆道镜沿下方开口狭窄处进镜，可见巨大结石嵌顿于胆囊管，周围管壁黏膜粗糙、充血、水肿

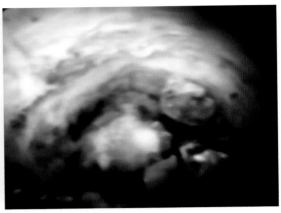

图 26-7 导入激光光纤，将结石击碎

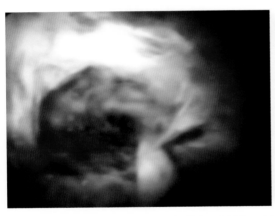

图 26-8 取出结石碎片后再次进入胆囊管，可见胆囊管黏膜呈螺旋状，局部因结石嵌顿造成黏膜充血、糜烂

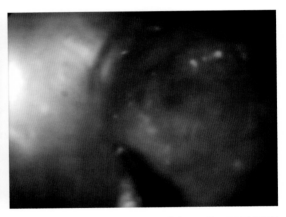

图 26-9 沿着胆囊管继续进入胆囊，可见胆囊底部

■ **视频**

胆囊管结石的碎石取石术

■ 诊断

胆囊管结石。

■ 结果

本例患者采用内镜下乳头括约肌切开、SpyGlass 内镜辅助激光碎石取石及胆囊外引流术,术中直视探查胆总管、胆囊管、胆囊,并将胆囊管及胆囊颈部嵌顿的结石击碎后,应用网篮将结石碎片逐一取出,后将鼻胆管留置于胆囊内进行减压引流(图 26 - 10),患者术后恢复良好。

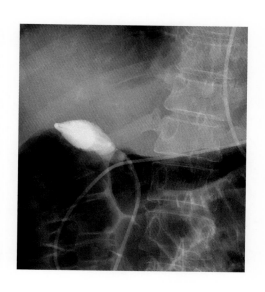

图 26 - 10 留置鼻胆引流管在胆囊腔内,胆汁流出通畅

■ 讨论

本病例为胆囊颈管结石嵌顿,造成患者频繁胆绞痛发作,以往这类疾病只能采用传统外科手术方式进行治疗。本例采用 SpyGlass 内镜顺利进入胆囊管,清晰显示嵌顿的结石,并结合激光碎石技术将结石粉碎、清除,成功去除了病因,疗效确切,患者随访 1 年无不适症状。传统的 ERCP 技术在治疗胆总管结石和梗阻性黄疸中广泛应用,效果确切[1]。但由于胆囊颈管的结构特殊,常规 ERCP 方法尚不能对胆囊颈管及胆囊内的疾病进行准确的诊断和有效的治疗。在传统 ERCP 技术的基础上应用 SpyGlass 内镜为此类病例的临床处理提供了新

的治疗思路。

（王宏光　陶丽莹　吉林市人民医院）

参考文献

［1］ Hungness ES，Soper NJ. Management of common bile duct stones ［J］. Gastrointest Surg，2006，10（4）：612－619.

27. 胆道镜辅助导丝超选

病例一

▉ 病史摘要

患者女性,56岁,4年前患者因"胆囊结石"行腹腔镜胆囊切除术,术后发现胆管狭窄,曾给予保肝、退黄治疗后症状好转。1周前患者复查肝功能提示:谷丙转氨酶 58.24 U/L,谷草转氨酶 45.12 U/L,总胆红素 42.77 μmol/L,间接胆红素 23.7 μmol/L。MRCP:胆总管上段管腔局限性狭窄,狭窄以上肝内外胆管重度扩张,胰管显示正常(图27-1)。入院后择期实施 ERCP 诊疗(图27-2)。

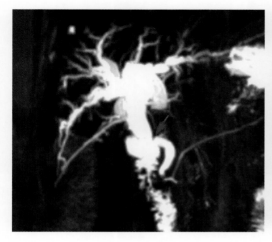 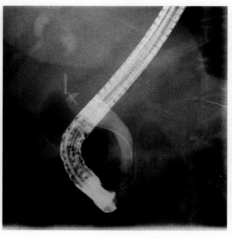

图 27-1 MRCP 提示胆总管中度环形狭窄,以上肝内外胆管显著扩张

图 27-2 胆管造影显示胆总管梗阻,局部见多枚金属夹影。反复尝试,导丝无法通过狭窄区域进入肝内胆管

■ SpyGlass 内镜所见

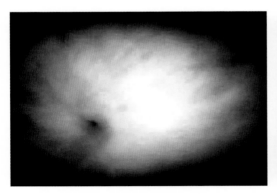

图 27 - 3 SpyGlass 内镜观察胆管管腔光滑平坦，未见明显新生物及新生血管，中央可见针尖大小的孔隙

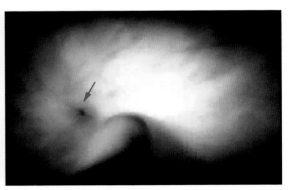

图 27 - 4 插入导丝，可见狭窄孔（箭头）的直径明显小于标准导丝（0.035 英寸）

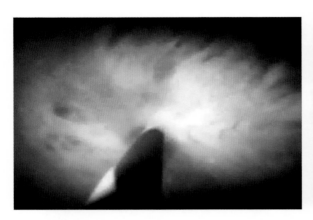

图 27 - 5 改换 0.025 英寸的超细导丝，顺利通过狭窄口，随即见胆汁流出

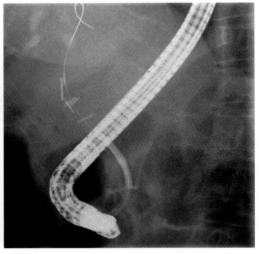

图 27 - 6 透视下可见导丝经 SpyGlass 内镜通道顺利通过狭窄段，进入肝内胆管

■ 视频

胆道镜辅助导丝超选（病例一）

■ 诊断

胆管损伤性狭窄。

■ 结果

患者在 SpyGlass 内镜直视下超选成功后，由于狭窄口较小，常规扩张导管及扩张球囊均无法通过狭窄段，使用 7Fr 金属旋转扩张器扩张狭窄段（图 27-7），随后放置了全覆膜胆管金属支架进行狭窄段支撑。患者术后恢复良好，无明显不良反应。

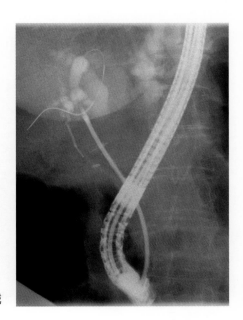

图 27-7 金属扩张器顺利通过狭窄区域

■ 讨论

本病例患者为医源性胆管损伤，发现胆管狭窄多年。本次 SpyGlass 内镜检查中发现胆管黏膜光滑，周围可见瘢痕样改变，无明显新生物及新生血管，明确为良性狭窄。由于患者胆管狭窄严重，直视下可见狭窄口甚至比常规导丝还小，盲目插导丝无法进入狭窄以上胆管系统。在 SpyGlass 内镜直视下精细调整方向，改用超细导丝顺利插入狭窄孔，为后期狭窄的扩张和支架置入奠定了基础。

（侯波　彭鹏　山西省人民医院）

病例二

■ 病史摘要

患者男性，50 岁，因"皮肤、巩膜黄染 7 天，近期饮食不佳"入院。患者 2 年前曾因高处坠落伤行脾切除术、肝修补术和胃修补术。入院后检查：总胆红素 19.5 μmol/L，直接胆红素 10.2 μmol/L，谷丙转氨酶 108.3 U/L，γ-谷氨酰转移酶 652.6 U/L，糖类抗原 19-9 73.8 U/ml，癌胚抗原及甲胎蛋白均在正常范围。腹部增强 CT 提示肝内胆管扩张，胆管占位性病变（图 27-8），不除外胆总管中下段结石（图 27-9）。ERCP 造影显示胆总管中段梗阻，导丝无法越

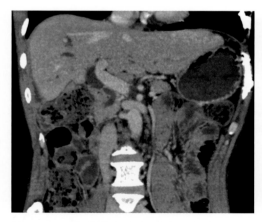

图 27-8 胆总管中上段狭窄，考虑胆管占位性病变

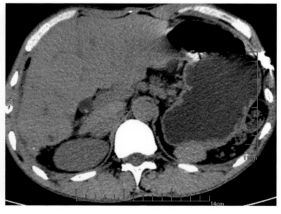

图 27-9 胆总管中下段高密度影，考虑胆总管结石

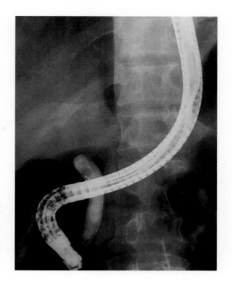

图 27 - 10 ERCP 造影见胆总管中下段显影，其内可见结石充盈缺损影。 胆总管上段呈穹窿顶样改变，导丝试行插管，反复尝试多次导丝均无法向上，插管期间仅可见少量造影剂进入肝内胆管

过狭窄段向上进入肝内胆管（图 27 - 10），遂行 SpyGlass 内镜探查。

■ SpyGlass 内镜所见

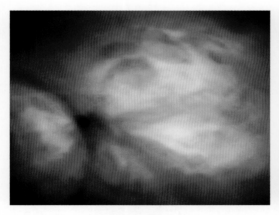 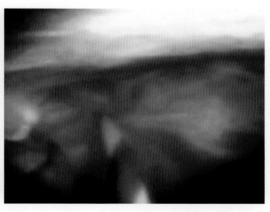

图 27 - 11 胆总管中上段管腔明显变窄，呈"针孔样"改变，局部胆管壁黏膜粗糙不平，质硬，红白不均，黏膜下可见以"针孔样"管腔为中心呈放射状分布的紊乱血管网

图 27 - 12 在 SpyGlass 内镜直视下，改用 0.025 英寸导丝顺利通过狭窄段进入上方肝内胆管

■ 视 频

胆道镜辅助导丝超选（病例二）

■ 诊 断

胆管炎性狭窄。

■ 结 果

SpyGlass 内镜探查发现，胆总管中上段呈针孔样狭窄，直视下插 0.035 英寸导丝无法通过，更换为 0.025 英寸导丝后进入肝内胆管，退出 SpyGlass 内镜，以 0.025 英寸导丝引导 6Fr 探条扩张器扩张狭窄段，然后更换为 0.035 英寸导丝，继续引导 6 mm 气囊扩张狭窄段至 6 mm，同时扩张乳头开口，取出胆总管结石。最后，置入 10 mm×80 mm 覆膜金属支架（图 27 - 13），上端位于狭窄段上方 2 cm，下端位于乳头开口外。

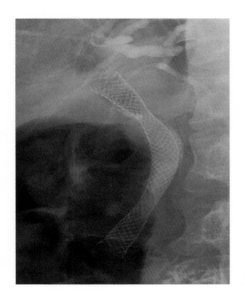

图 27 - 13 胆管内置入 10 mm × 80 mm 覆膜金属支架

■ 讨论

患者因梗阻性黄疸入院，影像学检查发现胆管结石，不除外胆管占位性病变。通过ERCP进一步诊断和治疗，发现胆总管中上段"针孔样"狭窄，黏膜下毛细血管网紊乱，但仍以"针孔样"管腔为中心呈放射状分布，胆管内未见异常增生及隆起，考虑局部胆管缺血性挛缩样改变，结合患者 2 年前因腹部外伤，曾行肝破裂修补手术史，不除外患者当时存在胆管损伤及缺血，造成局部胆管慢性缺血性挛缩、狭窄。通过 ERCP 检查，仅能显示狭窄下方的胆管及其内结石，无法完成肝内胆管插管及狭窄性质判断。为了进一步明确诊断及治疗，我们使用 SpyGlass 内镜直视下观察胆管狭窄局部黏膜的改变，明确胆管炎性狭窄的诊断；同时在SpyGlass 内镜直视下，使用 0.025 英寸导丝完成了"针孔样"管腔的深插管。通过探条扩张器——0.035 英寸导丝，6 mm 扩张气囊对狭窄段进行逐级扩张，最后置入覆膜金属支架，留置半年，完成胆管炎性狭窄的扩张治疗。性质不明的胆道狭窄经过影像学、内镜检查等仍然无法明确病因，而 SpyGlass 内镜对本病例的诊断起到了重要作用。一项最近发表的荟萃分析中，SpyGlass 内镜直视下诊断不明原因胆道狭窄的敏感性和特异性分别为 0.95(95% CI：0.91~0.97)、0.92(95% CI：0.88~0.95)[1]。一项总结了 37 项临床研究的系统综述中，覆膜金属支架治疗良性胆道狭窄的成功率为 83%[2]。

（刘凯　吉林大学第一附属医院）

参考文献

［1］ Wen LJ，Chen JH，Xu HJ，et al. Efficacy and Safety of Digital Single-Operator Cholangioscopy in the Diagnosis of Indeterminate Biliary Strictures by Targeted Biopsies：A Systematic Review and Meta-Analysis［J］. Diagnostics (Basel)，2020，10(9)：666.

［2］ Zheng X，Wu J，Sun B，et al. Clinical outcome of endoscopic covered metal stenting for resolution of benign biliary stricture：Systematic review and meta-analysis［J］. Dig Endosc，2017，29(2)：198－210.

28. 胆管狭窄扩张术

■ 病史摘要

患者女性,45岁,3年前因"原发性胆汁性肝硬化、肝硬化失代偿"行同种异体肝移植术。术后反复出现发热,伴有碱性磷酸酶及 γ-谷氨酰转移酶增高,诊断为"胆管狭窄""胆管铸型综合征",曾多次行 ERCP 下取石及支架治疗。1周前再发上腹部疼痛,无明显畏寒发热,检验结果提示谷丙转氨酶 28 U/L,谷草转氨酶 27 U/L, γ-谷氨酰转移酶 236 U/L,总胆红素 61.8 μmol/L,直接总红素 50.4 μmol/L,MRCP 检查提示肝门部胆管显示不佳,肝内胆管轻度扩张(图 28 - 1)。为进一步评估胆管情况,行 ERCP 及 SpyGlass 内镜检查(图 28 - 2)。

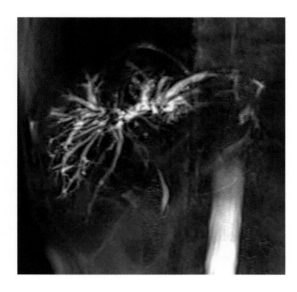

图 28 - 1 术前 MRCP 提示肝门部胆管显示不佳,肝内胆管扩张

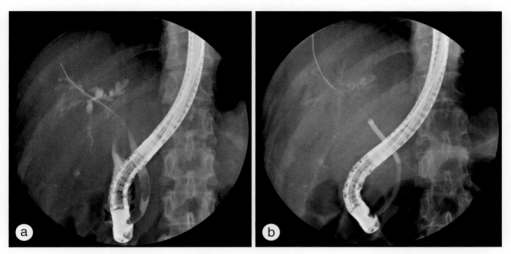

图 28 – 2　ERCP 胆管造影显示肝门部胆管狭窄，长约 4 cm（a）；　SpyGlass 镜头抵达狭窄下缘，无法通过（b）

▓ SpyGlass 内镜所见

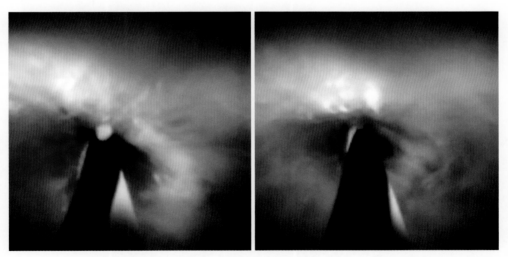

图 28 – 3　胆管中上段可见一针尖样狭窄口，局部管壁尚光滑，略充血伴纤维组织增生，无新生物，镜头无法通过

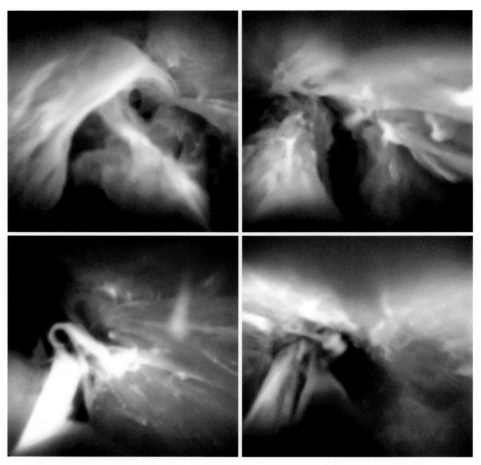

图 28-4 采用球囊扩张后再次插入 SpyGlass 内镜观察，内镜可通过狭窄段，见管壁粗糙，部分区域黏膜撕裂，暴露出纤维结缔组织，但无明显活动性出血或胆管壁穿孔表现

■ 视频

胆管狭窄扩张前　　　　　　　胆管狭窄扩张后

■ 诊断

肝移植术后胆管狭窄,狭窄扩张治疗。

■ 结果

在导丝引导下插入扩张球囊(直径 6 mm),逐渐加压至 8 kPa,维持 90 s,透视下见肝门部胆管显影。再次置入 SpyGlass 内镜,镜身可通过狭窄环,留置鼻胆管引流(图 28 - 5),术后恢复良好。

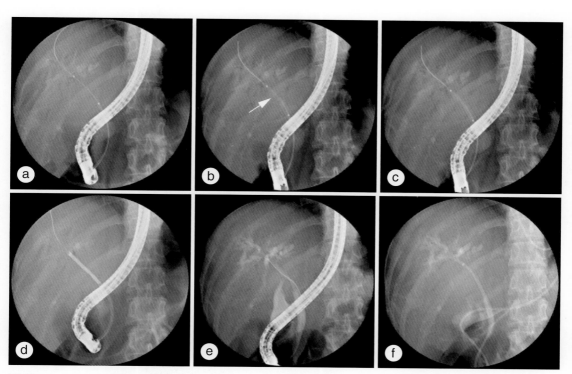

图 28 - 5 ERCP 下行狭窄段扩张术的过程。 a.置入扩张球囊;b.扩张过程中可见一狭窄环(箭头);c.扩张后狭窄环消失;d.扩张后 SpyGlass 内镜可顺利通过狭窄区域;e.再次造影显示肝门部胆管;f.留置鼻胆管引流

■ 讨论

胆管狭窄是肝移植术后常见的并发症,内镜处理是肝移植术后胆道狭窄的一线治疗手段。此患者肝移植术后反复出现胆管梗阻症状,考虑胆管狭窄或合并胆管铸型综合征,但缺乏直接影像证据。此次通过 SpyGlass 内镜检查,镜下清晰显示胆管局限性狭窄,经球囊扩张治疗后,可见胆管壁纤维组织部分撕裂,未发现其他并发症。由此可见,SpyGlass 内镜对于肝移植术后胆管病变的诊断和治疗方案的确定以及疗效评估等都具有十分重要的价值。

（黄强　刘振　中国科学技术大学附属第一医院）

29. 胆管射频消融术

■ 病史摘要

患者女性，74 岁，因"纳差、伴恶心、呕吐 1 个月"入院。入院检查：谷丙转氨酶 57.73 U/L，谷草转氨酶 96.50 U/L，总胆红素 60.93 μmol/L，直接胆红素 30.50 μmol/L。MRCP 示肝总管狭窄，肝内胆管扩张（图 29-1）。患者拒绝外科手术，遂安排 ERCP 诊疗（图 29-2），并接受 SpyGlass 内镜检查。

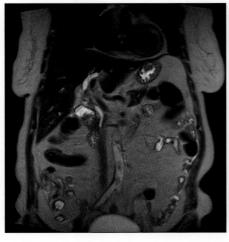 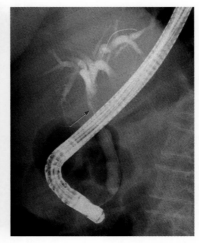

图 29-1　术前 MRCP 提示肝总管处狭窄，长度约 2.5 cm，肝内胆管显著扩张　　图 29-2　ERCP 显示肝总管处不规则狭窄，局部管壁呈"虫蚀状"改变，左、右肝内胆管扩张

■ SpyGlass 内镜所见

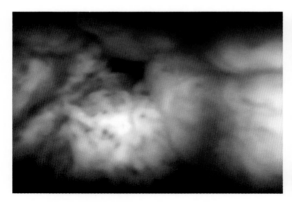
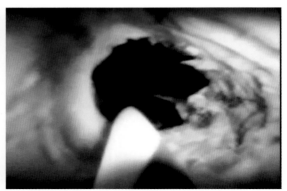

图 29 - 3 射频消融前 SpyGlass 内镜观察，狭窄段下缘管壁表面有多发颗粒状隆起，存在破溃坏死，覆有脱屑，散在扩张的血管，管腔狭窄，SpyGlass 内镜不能通过

图 29 - 4 射频治疗后观察，胆管壁黏膜呈黄白色，可见大量坏死组织脱落呈"脱屑"状，管腔较前明显宽敞

■ 视 频

胆管射频消融前（病例一）

胆管射频消融后（病例一）

■ 诊断

肝门部胆管恶性肿瘤。

■ 结果

因患者高龄，合并多种疾病，拒绝外科手术治疗，遂行胆管腔内射频消融治疗及支架引流。术后无明显不良反应，黄疸逐步消退。

■ 讨论

2011 年 Steel 等[1]首次报道了在 ERCP 中应用射频消融技术治疗 22 例晚期胆道肿瘤患者，结果显示该方法安全可行，并发症发生率低，早期（30 天）及晚期（90 天）的胆道支架堵塞率均较低。Figueroa-Barojas 等[2]对无法行手术根治的患者进行胆道内射频消融治疗，同样证实胆道内射频技术的安全性。本例患者射频消融功率为 10 W，单次射频消融时间为 80 秒，未发生胆道出血、穿孔、胆漏等严重并发症，患者狭窄段较长，进行了分次逐段消融。SpyGlass 内镜在射频消融前对胆管进行观察，明确了病变的恶性特征，对病变范围做了精准测绘。在射频消融术后再次行 SpyGlass 内镜检查，清晰显示病灶部位胆管上皮已凝固、坏死，管腔增大。消融后即可观察，如果发现残留病灶，可以再次行补充消融，最大限度地消除肿瘤病灶。

（侯波　彭鹏　山西省人民医院）

参考文献

[1] Steel AW，Postgate AJ，Khorsandi S，et al. Endoscopically applied radiofrequency ablation appears to be safe in the treatment of malignant biliary obstruction [J]. Gastrointest Endosc，2011，73(1)：149-153.

[2] Figneroa-Barojas P，Bakhru MR，Habib NA，et al. Safety and efficacy of radiofrequency ablation in the management of unresectable bile duct and pancreatic cancer：a novel palliation technique [J]. J Oncol，2013，2013：910897. DOI：10.1155/2013/910897.

病例二

■ 病史摘要

患者男性，63 岁，因"皮肤、巩膜黄染 5 天"入院。患者 1 年前曾因"肝细胞癌"行肝部分切除术。入院后检查：总胆红素 74.4 μmol/L，直接胆红素 34.1 μmol/L，谷丙转氨酶 474.3 U/L，γ-谷氨酰转移酶 1272.2 U/L，糖类抗原 19 - 9 40.9 U/ml、癌胚抗原及甲胎蛋白均在正常范围。腹部增强 CT 提示胰腺段胆总管狭窄（图 29 - 5）。完善各项检查后行 ERCP 下胆管射频消融治疗，并在射频消融治疗前后分别接受了 SpyGlass 内镜探查。

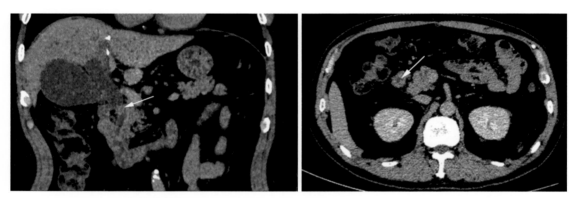

图 29 - 5 胆总管胰腺段明显狭窄，腔内可见软组织密度影，狭窄段以上管腔扩张明显

■ SpyGlass 内镜所见

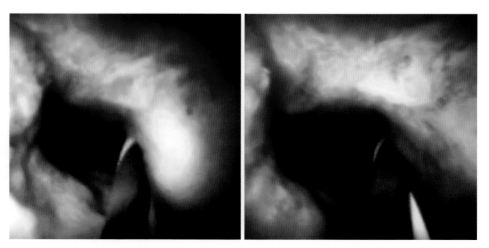

图 29 - 6 射频消融前，局部管腔狭窄，管壁质硬，黏膜下毛细血管增生迂曲

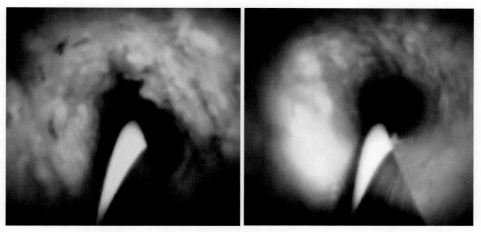

图 29 - 7 射频消融后，局部肿瘤凝固性坏死，表面发白、脱屑，管壁完整，管腔通畅

■ **视频**

胆管射频消融术（病例二）

■ **诊断**

在 SpyGlass 内镜直视下行胆管病变的活检，病理诊断为远端胆管乳头状癌（图 29 - 8）。

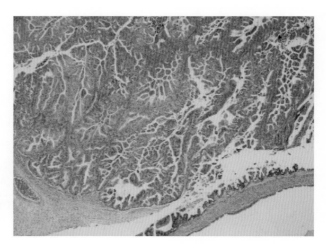

图 29 - 8 活检病理：肿瘤组织呈乳头状排列，杂乱拥挤，肿瘤细胞异型性明显，核仁易见，局灶可见微乳头状成分，考虑胆管乳头状癌

■ 结果

SpyGlass 内镜探查,于胆总管胰腺段见明显狭窄,长约 2 cm,管壁质硬,毛细血管增生迂曲,退出 SpyGlass 内镜,进入射频消融电极,狭窄段消融(10 W,120 秒)两次。再次进入 SpyGlass 内镜观察肿瘤局部,呈凝固性坏死,表面发白,消融效果较好,管腔通畅。

■ 讨论

患者曾因"原发性肝癌"行手术治疗,本次以"梗阻性黄疸"收入院。增强 CT 示胆管下段有软组织密度影,结合既往病史,不能排除微小病灶的肝癌复发,合并肿瘤坏死脱落形成的"癌栓"导致胆管末端梗阻。ERCP 术中通过胆管造影及 SpyGlass 内镜观察,发现局部胆管黏膜改变及管腔狭窄,排除肝癌癌栓的可能性,诊断为远端胆管癌。一项总结了 9 项研究的荟萃分析表明,与单独放置支架相比,联合射频消融能使支架通畅期延长 50.6 天(95% CI:32.8~68.5),使单位时间内生存率提高到原来的 1.4 倍(95% CI:1.1~1.7)[1]。因此,在该患者胆管癌无法切除的条件下,我们采用 Habib 射频消融导管进行局部消融,并通过 SpyGlass 内镜观察疗效,发现病灶处的黏膜呈现凝固性坏死,狭窄变形的管腔恢复通畅,同时置入塑料支架,并在半年后更换,9 个月后复查时未见肿瘤增殖扩散。

对于肝癌术后胆管内组织增生不能明确诊断的患者,行 ERCP 造影及 SpyGlass 内镜检查,可以在 SpyGlass 内镜直视下观察胆管黏膜的变化及病变范围,做出准确性更高的临床诊断[2];对于无手术指征的胆管癌患者,胆管支架联合射频消融能延长支架通畅期和生存期。射频消融前后进行 SpyGlass 内镜直视,一方面可以观察黏膜病变的范围,确定射频消融的精准区域,起到术前测绘的作用;另一方面可以观察消融前后胆管黏膜及管腔的改变,验证射频消融的疗效。

(刘凯 吉林大学白求恩第一医院)

参考文献

[1] Sofi AA,Khan MA,Das A,et al. Radiofrequency ablation combined with biliary stent placement versus stent placement alone for malignant biliary strictures:a systematic review and meta-analysis[J]. Gastrointest Endosc,2018,87(4):944-951 e1.

[2] De Oliveira P,De Moura DTH,Ribeiro IB,et al. Efficacy of digital single-operator cholangioscopy in the visual interpretation of Indeterminate biliary strictures:a systematic review and meta-analysis[J]. Surg Endosc,2020,34(8):3321-3329.

30. 胆管光动力治疗术

■ 病史摘要

　　患者男性,72岁。曾因胆囊癌行扩大根治术及肝Ⅳb、Ⅴ段切除,胆肠吻合术,随访中发现胆总管占位入院。实验室检查:总胆红素 7.2 μmol/L,直接胆红素 2.5 μmol/L;谷草转氨酶 17 U/L,碱性磷酸酶 74 U/L,γ-谷氨酰转移酶 17 U/L,癌胚抗原 2.7 ng/ml,糖类抗原 19-9 35.9 U/ml。超声内镜检查:胆总管残端扩张明显,内可见管壁偏心性不规则增厚,并见一结节样低回声影,大小约 6.3 mm,CDFI 提示血流信号不丰富,弹性成像提示病变质地偏软,SR=14.23(图 30-1)。遂行 ERCP 检查,造影见胆管残端内固定充盈缺损(图 30-2)。

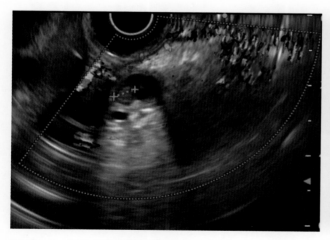

图 30-1 EUS 见胆总管下段扩张,腔内见一低回声结节

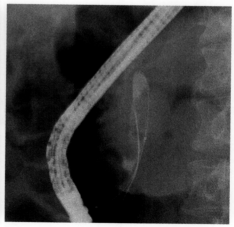

图 30-2 胆管造影显示胆总管残端内充盈缺损影

■ SpyGlass 内镜所见

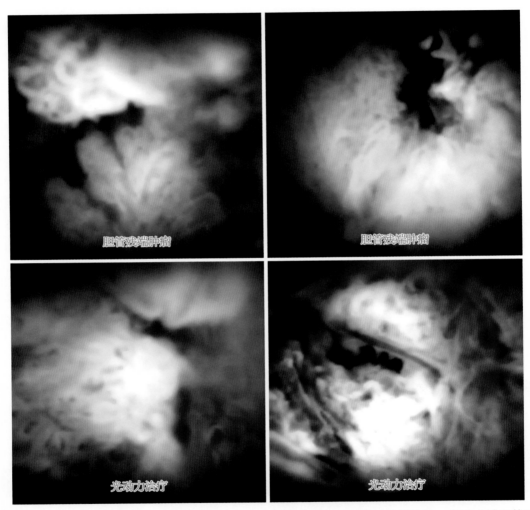

图 30 - 3 光动力治疗前 SpyGlass 内镜观察，可见胆管残端内大量隆起性新生物，多呈"绒毛状"，大小形态不一，相互融合，累及管壁全周，可见粗的血管，部分区域病变有破溃坏死

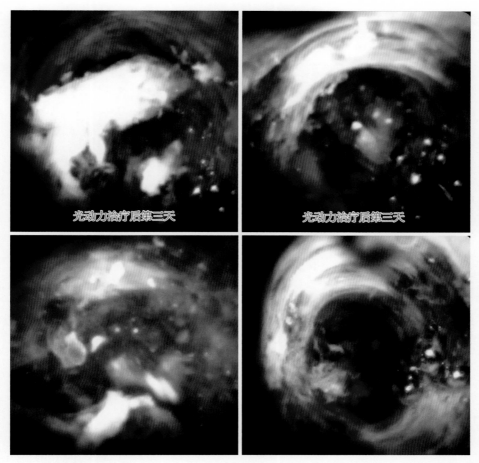

图 30 – 4 光动力治疗后 3 天再次行 SpyGlass 内镜检查，见胆管壁呈紫褐色，新生组织大量坏死剥脱，前见粗大血管已闭塞，胆管腔内漂浮着大量坏死絮状物

■ **视频**

胆管光动力治疗术

■ 诊断

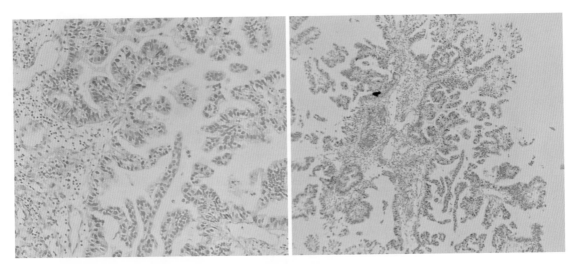

图 30 - 5 患者活检病理提示: 绒毛状管状腺瘤并高级别上皮内瘤变、癌变(腺癌,分化Ⅱ级)。 免疫组化结果: 肿瘤细胞 CK7−、CK19 +、CK20−、Ki-67 + 80%、P53 100% +、Her-2−、MSH-2 10% +、MSH-6 85% +、MLH-1 80% +、PMS-2 70% +、Villin +、CDX-2 +

■ 结果

患者接受内镜胆总管残端光动力治疗,治疗后再次行胆道镜检查,发现肿瘤病灶大片坏死,血管闭塞(图 30 - 4)。患者术后恢复良好,在随访中。

■ 讨论

患者既往有胆囊癌扩大根治手术史,随访期间影像学检查发现胆总管残端占位。入院后查超声内镜见管壁偏心性不规则增厚,并可见结节样低回声影。经口胆道镜检查并取病理活检证实为胆管腺癌。患者已无再次行根治性手术的机会,故采取内镜下光动力治疗,以提高患者生存质量,延长生存期。目前已有多项国内外研究显示,胆管内光动力治疗对于无法根治手术的胆管肿瘤患者,具有确切的疗效,相比单纯行胆道支架引流,可以明显提高患者的生存期,降低梗阻性黄疸复发率。

本病例突显了 SpyGlass 胆道镜在不明原因胆管占位中的诊断作用,并有助于评价胆管光动力治疗的效果。治疗前胆道镜下观察到了胆管壁有大量绒毛样隆起，部分融合成片，累及管壁一周，并可见大量增粗的滋养血管，符合"恶性"病变的表现。光动力治疗后复查，观察到原来的隆起病变已大量坏死脱落，滋养血管闭塞，胆管腔较前通畅，显示出确切的治疗效果。

（陆品湘　上海市徐汇区中心医院）

31. 胰管结石的碎石取石术

━━━━━━━━━━━━━━ 病例一 ━━━━━━━━━━━━━━

■ 病史摘要

患者男性,16 岁,因"反复中上腹隐痛不适五年"就诊,3 个月前曾行 ERCP 诊疗,留置胰管支架,术后症状有所改善。入院后实验室检查:总胆红素 11.1 μmol/L,结合胆红素 4 μmol/L,谷草转氨酶 19 U/L,谷丙转氨酶 2 U/L,血淀粉酶 57 U/L,尿液淀粉酶 127 U/L。MRCP 提示胰头区胰管结石伴胰管扩张(图 31 - 1)。再次行 ERCP,胰管造影见胰管重度扩张,头、颈部主胰管内可见充盈缺损影,局部嵌顿无法取出(图 31 - 2),遂行 SpyGlass 内镜下碎石术。

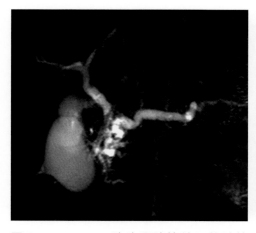

图 31 - 1 MRCP 胰头区胰管结石伴胰管扩张

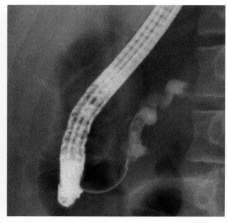

图 31 - 2 ERCP 胰管内见多发充盈缺损影,胰管扩张

■ SpyGlass 内镜所见

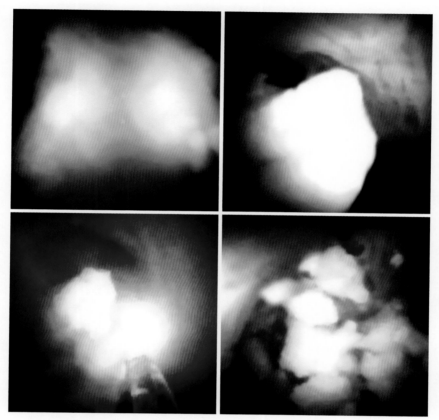

图 31-3 在主胰管头部可见巨大的白色结石，棱角分明，阻塞整个管腔；经胰管镜插入激光光纤，稳妥抵住结石，反复激发，将结石击成碎片

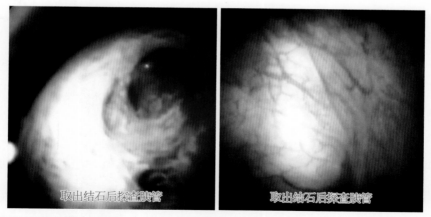

图 31-4 取出结石碎片后，再次 SpyGlass 内镜探查，结石碎片基本取净，主胰管及分支胰管明显扩张，管壁略毛糙，血管纹理清晰

■ 视频

胰管结石的碎石取石术（病例一）

■ 诊断

慢性胰腺炎，胰管结石。

■ 结果

行激光碎石后，取出大量结石碎片，再次 SpyGlass 内镜观察，主胰管及分支胰管明显扩张，管壁毛糙，血管纹理可见，未见明显新生物。患者术后无特殊不适，出院随访。

（陆品湘　上海市徐汇区中心医院）

病例二

■ 病史摘要

患者男性，51 岁，因"间断性上腹部胀痛 3 年，加重 4 天"入院。患者于 3 年前无明显诱因出现上腹部憋胀不适，诊断为"急性胰腺炎"，予以输液、对症治疗，症状稍有缓解。随后上述症状反复，予以输液、对症治疗后，症状缓解。入院前 4 天再次发生上腹胀痛，来院急诊，查血清淀粉酶 345 U/L。腹部磁共振提示：胰管扩张，胰管腔内低信号影，考虑胰管结石(图 31 - 5)。遂行 ERCP 术,胰管造影显示主胰管扩张,头部胰管中见一略高密度的充盈缺损影(图 31 - 6)。

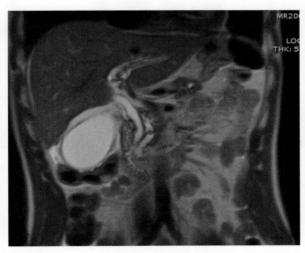

图 31 - 5 术前 MRCP 提示头段主胰管扩张,内见一充盈缺损影,约 0.6 cm

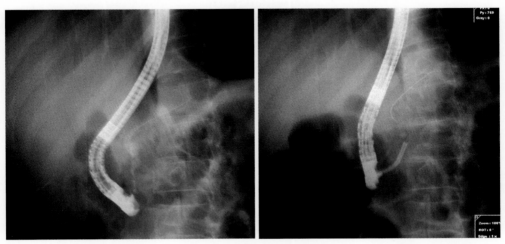

图 31 - 6 ERCP 示主胰管头段扩张,走行僵硬,管壁不甚光滑,可见一略高密度的结石影

■ SpyGlass 内镜所见

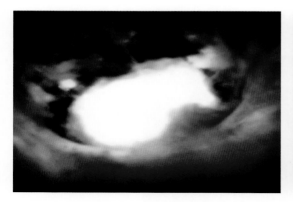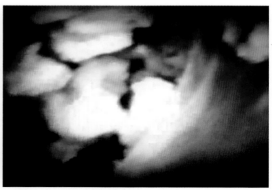

图 31 - 7 主胰管扩张，管壁充血糜烂，欠光滑；管腔内可见 1 枚白色结石，质硬，不活动

图 31 - 8 在 SpyGlass 内镜直视下导入钬激光光纤，将结石击碎

■ 视频

胰管结石的碎石取石术（病例二）

■ 诊断

慢性胰腺炎，胰管结石嵌顿。

■ 结果

患者在 SpyGlass 内镜引导下采用钬激光碎石取石，随后取出结石碎片。术后淀粉酶轻度升高伴轻微的腹痛，给予对症治疗后好转。

■ 讨 论

慢性胰腺炎(chronic pancreatitis，CP)是由多因素导致的胰腺慢性炎症病，以反复发作或持续存在的腹痛为主要特征，其中大约 90.0% 的 CP 患者合并有胰管结石[1]。由于胰管结石一般多发、硬度大、伴有针状突起，而且多嵌入导管上皮或嵌顿在狭窄处，不活动，通常直接套取较为困难，常需碎石后才能清除。钬激光(holmium：YAG laser)是一种脉冲式固体激光，它以钇铝石榴石(YAG)为激活媒介，是目前众多激光中应用最广泛的一种。它的波长为 2.1 μm，对水呈强吸收，人体软组织富含水，因此钬激光的软组织切割能力强，组织穿透深度仅为 0.4 mm，可用于组织的精细切割和止血。钬激光的脉冲时间为 0.25ms，远小于组织的热传导时间，因而对周围组织热损伤较小，术后瘢痕小，安全性高。钬激光波长短可通过软光纤传送，操作过程中盲区小，适合内镜下的操作。本例患者在 SpyGlass 内镜直视下，应用钬激光成功将结石击碎，随后取出结石碎片，解除了胰管的梗阻，缓解了由于胰管高压引起的腹痛症状。

(侯波　彭鹏　山西省人民医院)

参考文献

[1] Maydeo A，Soehendra N，Reddy N，et al. Endotherapy for chronic pancreatitis with intracanalar stones [J]. Endoscopy，2007，39(7)：653‑658.

32. 胰管支架取出术

■ 病史摘要

患者女性，35岁，因"间断性上腹痛10年余，副胰管支架内移位1年"入院。患者患复发性胰腺炎伴胰管结石10余年，1年多前在外院经副乳头留置胰管支架治疗，后发现支架内移位，反复尝试取支架均未成功。入院后查无禁忌，行ERCP诊疗，透视发现胰腺区域可见一塑料支架影，胰头区域可见散在高密度影，插入内镜在主、副乳头口均未见支架末端，经主乳头插管造影，发现胰管支架末端位于副胰管中（图32-1，图32-2），遂经副乳头口插入SpyGlass内镜进行胰管探查。

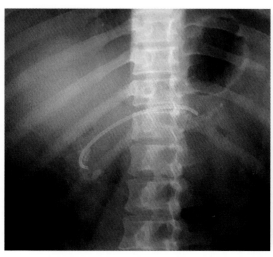 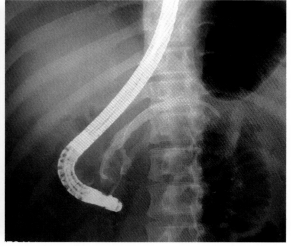

图32-1 胰腺区域可见胰管支架及高密度胰石影

图32-2 经主乳头插管造影，显示胰管显著扩展，胰管支架的末端滞留在副胰管中

■ SpyGlass 内镜所见

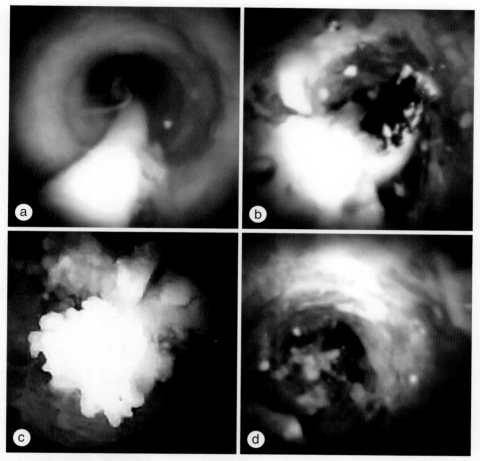

图 32 - 3 胰管腔显著扩张，内可见一白色塑料支架（a），支架末端弯曲抵住副胰管管壁（b）；胰管腔内可见大量白色结石，部分附着在管壁上（c），部分区域胰管壁充血糜烂（d）

■ 视频

胰管支架取出术

■ 诊断

慢性胰腺炎,胰管结石形成,胰管支架滞留。

■ 结果

再次插入 SpyGlass 内镜观察,主胰管内结石已基本取净,留置鼻胰管短期引流。患者术后无特殊不适,2 天后拔管出院。

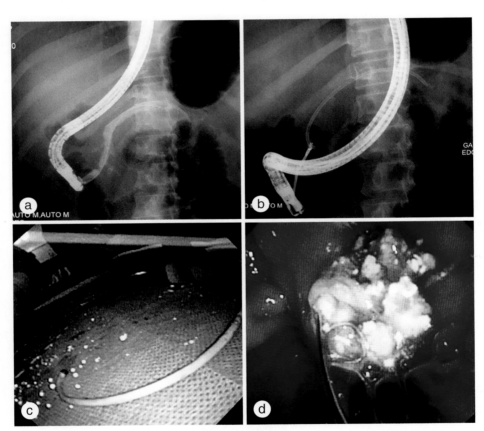

图 32 - 4 在明确胰管内情况后,用柱状气囊扩张副乳头开口(a),伸入异物抓钳稳妥抓住胰管支架的末端(b),将其完整取出(c),随后用取石网篮及气囊取出大量白色胰石(d)

■ 讨论

文献报道,胰管支架外移位的发生率约为 7.5%,而内移位的发生率约为 5.2%[1]。有学者将胰管支架内移位分成 4 型:A 型为内移位支架,位于主胰管并且未合并胰管狭窄;B 型为内移位支架,横跨于主胰管狭窄段;C 型为内移位支架,位于胰管狭窄段上方;D 型为内移位支架,嵌顿于分支胰管内(图 32 - 5)[2]。

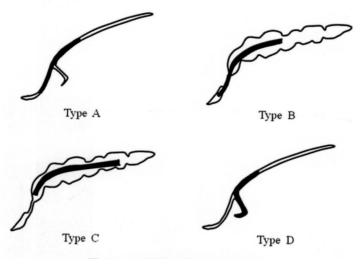

图 32 - 5　胰管支架内移位的分型

胰管支架内移位可能会导致胰管及胰腺实质的损伤,危害较大;同时由于胰管直径通常较小,走行扭曲,且分支较多,因而取出内移位的胰管支架充满了挑战。可以用于取支架的器械包括球囊、取石篮、异物钳、圈套器以及 Soehendra 支架回收器等,总体而言,内移位支架的取出率达 87%[3]。也有报道在以上方法失败后,应用 SpyGlass 内镜直视下用专用活检钳拔除支架。也有在 SpyGlass 内镜引导下导丝超选至嵌顿支架后,再用 Soehendra 支架回收器成功拔除支架的案例报道[4]。

本例患者经主乳头插管造影,确定移位支架的末端位于副胰管内,故采用经副乳头插入 SpyGlass 内镜检查,证实了支架滞留的位置,并发现胰管内有多发游离的胰石,为成功拔除支架和清除胰管结石提供了准确的信息。

（胡贤荣　胡冰　海军军医大学第三附属医院）

参考文献

［1］ Johanson JF，Schmaltz MJ，Geenen JE. Incidence and risk factors for biliary and pancreatic stent migration. Gastrointest Endosc ［J］. 1992，38：341－346.

［2］ Matsumoto K，Katanuma A，Maguchi H. Endoscopic removal technique of migrated pancreatic plastic stents ［J］. J Hepatobiliary Pancreat Sci，2014，21(6)：E34－E40.

［3］ Rahimi A，Ejtehadi F. SpyGlass pancreatoscopy and successful retrieval of a proximally migrated pancreatic stent：unusual case and technical tips ［J］. Middle East J Dig Dis，2016，8(3)：232－234.

［4］ Maydeo A，Kwek A，Bhandari S，et al. SpyGlass pancreatoscopy-guided cannulation and retrieval of a deeply migrated pancreatic duct stent ［J］. Endoscopy，2011，43：E137－E138.